経口血糖降下薬の併用療法

```
    SU              α-GI          グリニド
     │               │               │
    BG·TZ            │               │
     ↓               ↓             ナテグリニド+BG
 SU+BG·TZ      SU+α-GI               │
     ↓               ↓           グリニド+α-GI
   SU+α-GI+BG·TZ                     │
     ↓               ↓               ↓
```

年齢・合併症の程度に応じた血糖コントロールへ

糖尿病診療に
自信がつく本

Basic and Update

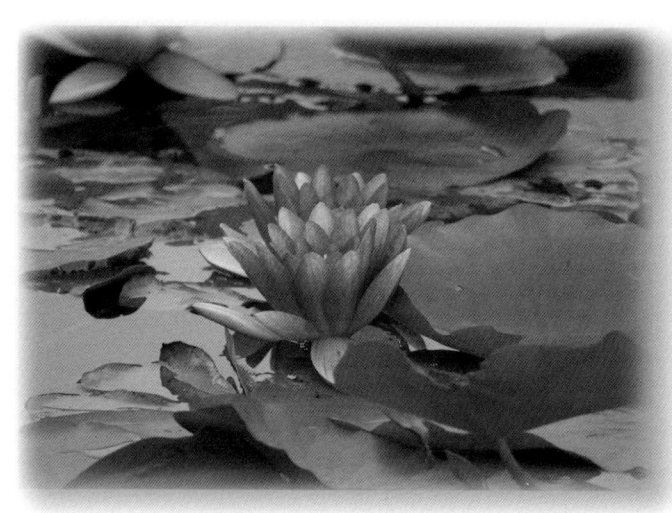

Generalist Masters ⑥

大久保 雅通

内科（糖尿病）久安医院　院長

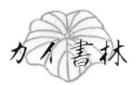

「ジェネラリスト・マスターズ」シリーズ
刊行のことば

医療再生の鍵は"総合診療"に！
　　　──臨床現場の課題に則して先輩の「ジェネラル・マインド」を学ぼう！

　2010年4月に，日本プライマリ・ケア学会，日本家庭医療学会，日本総合診療医学会の3学会が統合して新しい「ジェネラリスト」（総合診療医）の学会（「日本プライマリ・ケア連合学会」）が発足しました．新学会は，新しい時代のニーズに対応するため，それぞれの学会が対等に全てをリセットし新しい一歩を踏み出しますが，異なる診療の"場"で活躍する「ジェネラリスト」を広く包み込む"傘"のような組織をイメージしています．

　地域医療の現場でも，研修病院や大学病院の中でも，まだまだ"家庭医"や"病院総合医"の役割が医療界全般や国民の間にうまく伝わっているとは言えません．私達には，医療の高度化と分化がますます進む今日，医療崩壊を食い止め，安全で質の高い医療を実現するための"抜本的"な処方箋が，「ジェネラリスト」を要（かなめ）とした医療システムであることを各方面に強く訴えかける重要な社会的Missionがあると考えています．

　そのためにも，医療再生の鍵はあくまでも，さまざまな診療の"場"で，臓器を基盤とする「スペシャリスト」と相補的な役割を果たすことのできる「ジェネラリスト」の育成にあることを，繰り返し，医療界だけでなく社会全般に訴えかけてゆくつもりです．

　「ジェネラリスト」の育成が焦眉の課題となっているこの時期に，時代を先取りして，「ジェネラリスト」向けの単行本シリーズとして刊行される「ジェネラリスト・マスターズ　シリーズ」は，科学の普及と研究を目的とする英国王立研究所（The Royal Institution of Great Britain）が行っている「クリスマス・レクチャー」を母体とした単行本シリーズ「サイエンス・マスターズ」に範をとり，臨床医学の基本から最新のテーマまでを平易に解説することを狙って企画されています．

　本シリーズの特色は，「ジェネラリスト」を目指す若い医師を対象に，現場の臨床医が日々出会うさまざまの課題（テーマ）に則して，「ジェネラリスト」の診療姿勢と核となる価値観（Core Value）を具体的に示す"各論"の本（実践的な手引書）を目指しているところにあり，気鋭の著者の「ジェネラル・マインド」が，"総論"ではなく，個別のアドバイスを通して伝わってくるところにあります．

　永らく日本総合診療医学会の事務局を担当していただいた㈱カイ書林が本格的な出版社として出発されるに当たり，このような企画を推進されることはまことに悦ばしい限りです．本シリーズが継続して刊行され，「ジェネラリスト」を目指す多くの人々に広く受け入れられることを心より願っています．

　　　　　　　　　　　　　　2010年　5月　　日本プライマリ・ケア連合学会　副理事長
　　　　　　　　　　　　　　　　　　　　　　　　　　　　　　　　　　　小泉　俊三

推薦のことば

　本書は専門，非専門を問わず，糖尿病患者を診る機会のあるすべての医師に読んでいただきたいと思います．"自信がつく"とのタイトルは大久保雅通先生が実際にこれまで患者さんとともに診療で悩んできた結果の表れと感じます．糖尿病診療についてのノーハウを書いた著書は多数あります．しかし，本書は日常診療で悩むところをわかりやすく，明快に，あたかも先輩医師に聞いているように，優しさをもって書かれています．若手の医師や糖尿病の非専門医にとっては非常に有用な内容です．専門医，指導医の立場でも指導する要点がわかりやすく参考になると思われます．医師のみでなく看護師や薬剤師など医師とともに糖尿病診療に携わっておられる専門職の皆様にもお勧めできる内容です．診療 Basic，診療 Advice，Case，Point，Updates と実際に則してまとめられており実践の参考になります．いろいろな疾患や健康問題に対応し，糖尿病患者を診る機会がますます増えているジェネラリストにとっても，非常に参考となる内容です．診療で悩んだときにその部分をみるのもよいと思いますが，大久保先生の診療の息づかいを感じるためにも，最初から最後まで読み通していただきたいと思います．

　まさに，読み終えたときには，糖尿病診療について先輩から教わって，自信が湧いてくるように感じます．多くの医師，医療者に読んでいただき，良質な糖尿病診療が実践されることを期待します．

2011 年 5 月　金沢大学附属病院総合診療部教授
小泉　順二

著者のことば

　糖尿病の薬物療法，特にインスリンの導入は難しいのでやらないという話を聞く．逆に糖尿病くらいは誰でも診ることができるという人がいる．筆者は基本的な注意事項を知っておけば，専門医でなくともインスリン導入が可能と考えている．一方経口血糖降下薬でもインスリンでも，最低限の注意事項を理解せず治療にあたることは厳に慎むべきであろう．

　従来の糖尿病関連の書物は，全ての薬物が並列的に記載されており，実際の使い方がわかりにくいものが多かった．本書では食事療法，運動療法は重要なポイントに絞り，合併症については薬物療法と関連した部分のみを記載している．できるだけ筆者が実際に経験した症例を中心に解説を行い，文献も読者が比較的容易に入手できるものに限定した．経口血糖降下薬は，単独使用より複数を併用する場合が多いので，併用療法についてかなりのスペースをとって解説している．またインスリン治療には注射手技の指導という独特なプロセスが必要なため，明日からインスリン導入ができるよう，最低限これを指導すべき内容について解説した．

　本書の記述のもとになったのは，筆者が普段の講演で使用しているスライドである．糖尿病患者の急増に対応するためには，かかりつけ医での診療の拡充が欠かせないが，専門医からの情報発信は未だ不十分であると痛感する．コラムで解説した病診連携も，今後さらに重要性を増すであろう．本書によって糖尿病の薬物療法に積極的に取り組むジェネラリストが増えることを期待する．

　なお本書におけるHbA1cの表記は全てJDS値である．近日中にNGSP相当値へ変更されると思われるが，その時は本文で表記されている値に0.4を加えて読み替えていただきたい．

　最後に，本書を糖尿病治療の基本を教えていただいた恩師・故川手亮三先生に捧げたい．またカイ書林尾島茂氏には，医学書院の時代から常に筆者を励ましていただいた．この場を借りて深甚なる謝意をささげる．

　本書の刊行にあたり，糖尿病診療に造詣の深い金沢大学総合診療部教授　小泉順二先生から推薦のことばをいただいた．ここに記して感謝の意を表したい．

著者略歴

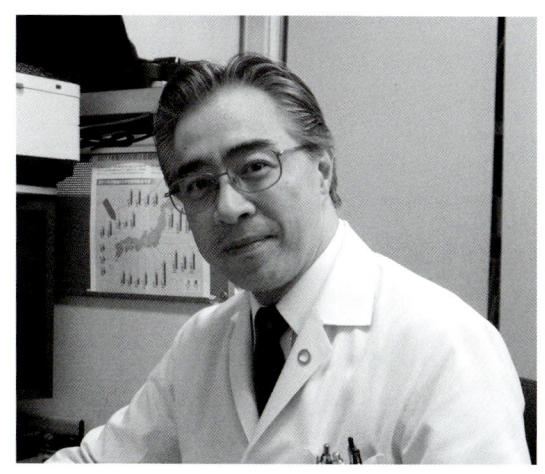

大久保 雅通（おおくぼ まさみち）

1981 年　広島大学医学部卒業
1986 年　米国 NIH 臨床糖尿病栄養部門留学（アリゾナ州フェニックス）
1995 年　広島大学附属病院助手（第二内科）
1999 年　広島大学附属病院講師（第二内科）
2001 年　久安外科・内科医院副院長
2004 年　久安外科・内科医院院長（2007 年に現在の施設名に変更）

contents

Introduction 食事療法・運動療法 Basic ･･･････････････････ 2

第 1 章 経口血糖降下薬を上手に使う

Ⅰ 空腹時血糖値の高い時 ･････････････････････････････ 11
1. 専門施設における薬剤選択状況 ･･････････････････････ 12
2. グリメピリド少量投与の効果 ･･･････････････････････ 18
3. 急激な血糖コントロールを避ける ････････････････････ 28

Ⅱ 肥満が存在する時 ･････････････････････････････････ 35
4. ビグアナイド（BG）薬は徐々に評価されてきた ････････ 36
5. メトホルミンを安全に使用するために ････････････････ 40
6. ピオグリタゾン市販後調査の結果から ････････････････ 46
7. ピオグリタゾンの効果発現は遅い，7.5mg も選択肢に ･･･ 50
Tips 1．インスリン抵抗性改善薬を使用する時に必ず
HOMA-R をチェックする？ ･････････････････････ 58

Ⅲ 食後血糖の高いとき ･･･････････････････････････････ 63
8. 空腹時血糖とインスリン分泌 ･･･････････････････････ 64
9. 食後高血糖改善と心血管イベントの抑制 ･･････････････ 68
10. グリニドの使い方 ･･････････････････････････････････ 71

vi

contents

Ⅳ　新しい経口血糖降下薬 ･････････････････････････････ 79
 11.　インクレチン関連薬の種類と特徴 ･････････････････ 80
 12.　DPP4阻害薬の使い方 ････････････････････････････ 85

Ⅴ　経口血糖降下薬の併用 ････････････････････････････ 95
 13.　経口血糖降下薬の併用の問題点 ･･･････････････････ 96

第2章　外来インスリン療法

Ⅰ　持効型インスリンを実際に使用する ･･･････････････ 101
 14.　持効型インスリン追加による効果 ････････････････ 102
 15.　BOTの実際 ････････････････････････････････････ 110
 16.　BOTの守備範囲 ････････････････････････････････ 118

Ⅱ　インスリン療法の注意点 ････････････････････････ 123
 17.　注射手技の確認は繰り返し行う ･･････････････････ 124

contents

第3章　糖尿病薬物療法のリスクマネージメント

- 18. 糖尿病治療と運転免許 ・・・・・・・・・・・・・・・・・・・・・・・・・ 132
- 19. 治療薬の取り違えについて ・・・・・・・・・・・・・・・・・・・・・ 137

Tips　これからの地域医療連携・小児2型糖尿病

- Tips 2.　実地医家の期待・病院の苦手 ・・・・・・・・・・・・・・ 144
- Tips 3.　地域医療連携の実際 ・・・・・・・・・・・・・・・・・・・・・ 148
- Tips 4.　コストの違いとHbA1c ・・・・・・・・・・・・・・・・・・・ 150
- Tips 5.　小児2型糖尿病の実態調査 ・・・・・・・・・・・・・・・・ 152

引用文献 ・・・・・・・・・・・・・・・・・・・・・・・・・・・・・・・・・・・・・ 156

Index ・・・・・・・・・・・・・・・・・・・・・・・・・・・・・・・・・・・・・・・ 159

Introduction
食事療法・運動療法 Basic

Introduction
食事療法・運動療法 Basic

診療 *Basic*

　最近の糖尿病治療において，薬物療法の進歩が著しいことに疑いをはさむ余地はない．しかし患者の大半を占める2型糖尿病では，適切な食事療法と運動療法が薬物療法の効果も高めることを意識すべきである．本書は薬物療法の理解に資することを主な目的としているが，初めに実際的な食事指導と運動指導について述べてみよう．

1. 外来で実施可能な食事指導

　日常の外来診療，特に糖尿病非専門医において，専門施設のようにスタッフを揃えることは困難である．しかし管理栄養士がいない場合でも，次の問診，食事記録の手順によって患者の食生活の概略を把握しておく必要がある．

■問診時に聴取すべき内容

①食事の回数⇒一日2食のケースも少なくない．薬物を処方する回数にも関係するので重要．
②食事をする時間⇒夜遅い食事は血糖値を上げやすい．
③間食の有無⇒清涼飲料水，果物等で数百キロカロリー摂取していることもある．
④飲酒量⇒アルコールの量だけでなく，つまみ（ピーナッツ等）についても聞く．
⑤食べる早さ⇒よく噛むことを実行するだけでも，食事の量が減る場合がある．

■食事記録をとってみよう

　全体の食事摂取量，主食と副食のバランスを把握するために，食事記録を活用することをすすめる．

●方法　①記録表に記入，②デジタルカメラで撮影，③携帯電話のカメラ機能を利用，等が行われている．特に③はそのままメールで送信できるところが利点である．記録の期間としては3日間程度が妥当であろう．

●記録の活用方法　主食，主菜（おかず），副菜（野菜）の3グループに分類する．糖尿病患者では一食の主菜が二品以上になっていることが多い．一食あたり一品を基本とし，不足する部分を副菜（主食が少ない時は増やしてよい）でカバーするように指導するとよい．

■実際的な食事指導

①カロリー表示の活用⇒現代社会では，外食を利用しない食生活を考えるほうが難しい．それならば，エネルギー量や成分の表示を積極的に活用すべきである．コンビニエンスストアやスーパーで購入する場合，飲食店で食事をする場合にこの方法が必ず役に立つ．一食あたり600〜800キロカロリー程度を目安とすればよいであろう．弁当だけでは副菜が不足しがちになるので，野菜を使ったメニューを一品加えるように心がける．

②宅配食の利用⇒食事療法を確実に理解する方法は，入院して糖尿病食を体験し，従来の自分の食事と比較することである．しかし2〜3週間とはいえ，入院することは決して容易でない．糖尿病宅配食を利用することで，入院と同様の食事を家庭で体験することができる．取り扱い業者や宅配食の内容については，具体的に指示を行う必要がある．コスト面への配慮から，利用する期間は患者と相談して決定する．

③昼食を弁当にする⇒これまで昼食が外食だった患者が，持参の弁当に切り替えると血糖コントロールが改善することを経験する．バランスの良い弁当を作るための専用容器（フジッコ株式会社，http://www.fujicco.co.jp/index.htmL）も市販されているが，基本は主食：主菜：副菜の分量を3：1：2になるよう工夫をすることである．

2. 明日から実行できる運動指導

　特別な運動種目に限定するのでなく，日常生活における身体活動度を上げることを第一の目標とする．ほとんど誰にでも勧められるのは歩行運動である．しかし教科書的に「1回15分以上を一日2回」と指示したのでは，かえってやる気を損ねる結果になりかねない．そこで万歩計を活用した運動指導について紹介してみよう **（文献序-1）**．

　この文献は万歩計の使用と歩数の変化，健康指標への影響を調査したものである．26の文献が抽出され，全対象者数は2,767名に達した．対象者の一部に糖尿病患者も含まれている．万歩計使用者は，ベースラインより26.9%も身体活動度を増加させていた．単に万歩計を渡すだけでは一日686歩しか増えなかったが，「一日1万歩以上」と指示した場合は一日2,998歩も増加していた **（図序-1）**．

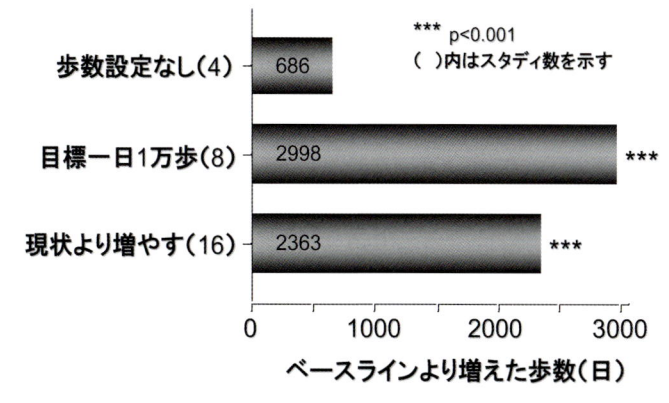

図序-1. 万歩計の効用

(Bravata DM et al: JAMA 298: 2296-2304, 2007)

万歩計を単に携帯するよりも，具体的な目標を呈示したほうが歩数を増やすことが可能であることを示した文献である．

　このように「万歩計を使って歩きましょう」と指導するよりも，具体的な目標を設定するほうが歩数を増やすのに有効である．

診療 *Advice*

　さらに重要な点は，万歩計使用者はBMIが0.38減少し，収縮期血圧も3.8mmHg低下していたことである．なおこのデータにおける平均観察期間は18週間であった．糖尿病治療に役立てるためには，いかに長期間継続するかが課題になろう．

　さらに最近では活動量計が手頃な値段で入手できるようになった．これまで身体活動度を把握するためには，医療機関向けに開発された測定器具と解析ソフトのセットを用いる必要があり，患者が自分で測定結果を知ることは困難であった．しかし現在市販されている活動量計は，年齢，性，身長，体重を入力することで，自動的に安静時代謝量が算出される．また加速度センサーの進歩により，活動の強さを加味した身体活動量が容易に把握できるようになったのである．

このように万歩計では知ることのできない総消費エネルギーが，かなり正確にわかる時代になっている．そうすると食事指導にも当然変化が生じることになるだろう．活動量計の測定結果を参考にして，一日に摂取すべきエネルギーを指示することができるからである．例えば外食の機会が多い患者に応用すれば，消費したエネルギーの範囲内で食品を選ぶことが可能となる．逆に食べすぎた場合には，もう少し運動してエネルギーを消費しようという意気込みにもつながるかも知れない．

著者は活動量計の普及が，糖尿病の食事療法のあり方を見直すきっかけになるのではないかと期待している．

第1章
経口血糖降下薬を上手に使う

空腹時血糖値の高い時

1. 専門施設における薬剤選択状況

2. グリメピリド少量投与の効果

3. 急激な血糖コントロールを避ける

1. 専門施設における薬剤選択状況

診療 *Basic*

　糖尿病専門医は初診の患者にどのように処方を行っているのだろうか．JDDM 研究（**文献 1-1**）の結果からその傾向を探ってみよう．

■SU薬の処方の割合が高い

　図1-1は糖尿病専門医療機関において，治療歴のない初診患者341名に対しどのような治療が行われたかを示したものである．この結果から二つの傾向を読みとることが可能であろう．第一はスルホニル尿素（SU）薬の処方の割合が高いことであり，第二に初回は投薬なしが半数以上を占めていることである．この二点について少し詳しく考察してみたい．

　図1-1によると，およそ3割の患者が初診時にSU薬ベースの治療を受けている．3か月後，12か月後とその割合は増加し，SU薬を含む治療が半数近くに達している．なぜSU薬がファーストチョイスとして選ばれるのであろうか？専門医に血糖値の高い症例が集まりやすいこともあるだろうが，内服のコンプライアンスの良さ，確実な血糖降下作用が大きな理由と考えられる．薬の服用は朝が最も確実で，昼は一番飲み忘れが多いとされている．その点からは一日1回の内服が可能なSU薬のメリットは大きい．また速効型インスリン分泌促進薬を除く全ての薬剤と併用が可能な点も，SU薬が選択される理由の一つであろう．

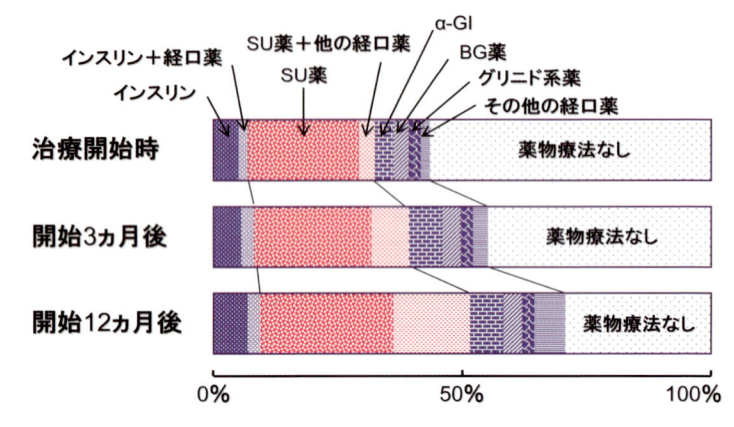

図1-1. 専門医における薬物選択状況

（Sone H et al: Intern Med 45: 589, 2006）

糖尿病専門医療機関において，治療歴のない初診患者341名に対しどのような治療が行われたかを示したものである．

■体重増加が引き起こす悪影響

　SU薬は作用が強力なだけに，低血糖を始めとする副作用に注意が必要である．低血糖については後述するので，まず体重増加について述べてみよう．**図1-1**で説明したように，糖尿病専門医は初診時に薬物投与を行わない確率が高かった．これは初回には食事療法を中心とした指導を行い，その効果を確認して処方に移ることが多いためである．食事指導が不十分なままSU薬を投与すると，しばしば体重増加という結果を招来する．

　体重の増加が引き起こす悪影響が，UKPDSの成績に示されている**（文献1-2）**．この中でHbA1cを1%下げた時に細小血管障害は25%抑制されていたが，大血管障害特に脳卒中には効果が認められなかった**（図1-2）**．UKPDSの強化療法では，インスリンまたはSU薬を積極的に使用したが，血糖コントロールの改善の一方で体重も5kg程度増加していた**（図1-3）**．このことが大血管障害の抑制につながらなかった一因であると推測される．最近この試験の終了後，同じ対象をさらに10年間フォローアップした成績が報告された**（文献1-3）**．ここでは強化療法を受けた群において，心筋梗塞も有意に抑制されたことが示されている．だからといって，生活習慣の改善のないままに薬物療法を行うことが正当化されたのではないと強調しておきたい．

　SU薬の具体的な使用方法については，本書の以下の項の記述を参考にして欲しい．

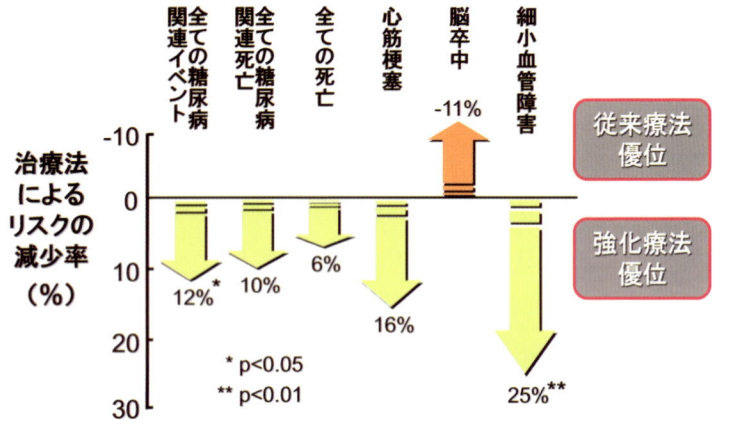

図1-2. UKPDS33

(UK Prospective Diabetes Study Group: Lancet 352: 837, 1998)

SU薬やインスリンによって血糖コントロールを強化すると，細小血管障害を減らすことは可能であったが，大血管障害には一定の効果が認められなかったというUKPDSの成績を図式化したものである．

I　空腹時血糖値の高い時

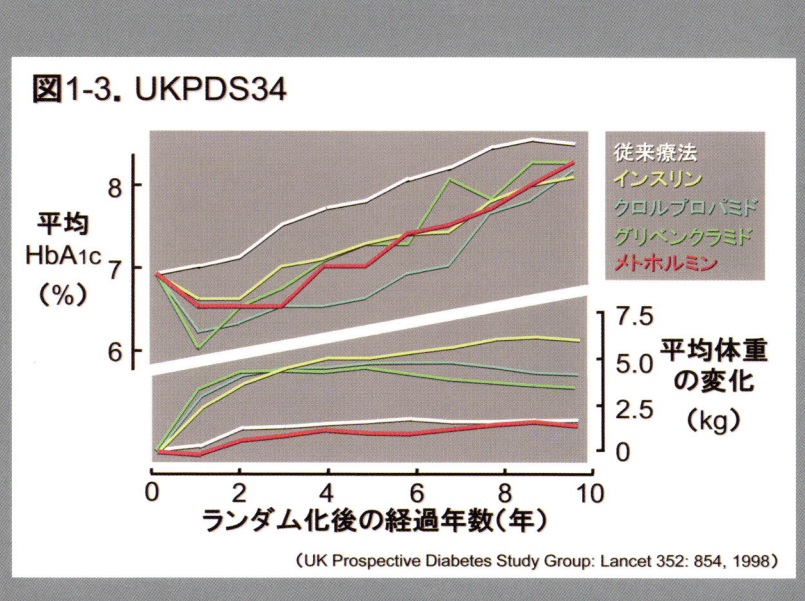

図1-3. UKPDS34

（UK Prospective Diabetes Study Group: Lancet 352: 854, 1998）

従来療法と比較して，強化療法は確かにHbA1cを低下させているが，同時に体重も増加していることがわかる．ただしメトホルミンでは体重の増加がほとんどみられなかったことに注目．

診療 *Advice*

　正しい使い方を心がければ，糖尿病治療におけるSU薬の有用性は高い．薬物療法全般に言えることであるが，十分な効果の見られない時は，漫然と同じ処方を続けることのないよう心がけるべきである．

17

2. グリメピリド少量投与の効果

診療 *Basic*

スルホニル尿素(SU)薬はできるだけ少量で使う
　特に初診の場合,血糖,HbA1cの値だけをみてSU薬の投与量を決めてはいけない.可能な限り少量から開始し,増量する場合も最大投与量の前でとどめるようにすること.

I　空腹時血糖値の高い時

Note 1

薬剤名の一般名と商品名について

本書内で言及したか否かは別として，主なものを挙げる．

　一般名　　　　　（商品名）
グリメピリド（アマリールなど）
グリベンクラミド（オイグルコン，ダオニールなど）
ピオグリタゾン（アクトス）
グリクラジド（グリミクロンなど）
トルブタミド（ラスチノンなど）
メトホルミン（メルビン，メデット，グリコラン，メトグルコなど）
アカルボース（グルコバイなど）
ボグリボース（ベイスンなど）
ミグリトール（セイブル）
ナテグリニド（スターシス，ファスティック）
ミチグリニド（グルファスト）
シタグリプチン（ジャヌビア，グラクティブ）
ビルダグリプチン（エクア）
アログリプチン（ネシーナ）

　本書では，煩瑣になるので，薬剤名は一般名で記載した．また類似した商品名による取り違えの危険については，本書の137ページの，「19　治療薬の取り違え」を参照されたい．

Case SU薬の初期投与量が多く低血糖をきたした症例（60歳代，男性）

現病歴：2002年の検診ではHbA1c5.6%と正常範囲だった．03年10月体重が75kgに増加し過去最大となった．04年3月口渇，頻尿が出現，近くの医院で検査を受けたところ，空腹時血糖380mg/dL，HbA1c11.3%に上昇していた．ただちにグリベンクラミド5mg（朝・夕各2.5mg）の処方を受けた．同時に自分でも食事を控えめにし，毎日40分間の歩行を開始した．2週間後にふらつき，気分不良が出現したため当院を受診．

家族歴：おじに糖尿病　既往歴：虫垂炎

嗜好：アルコールなし，5～6年前に禁煙

身体所見：身長156cm，体重67kg，血圧120/70mmHg，胸腹部・四肢に著変なし，膝反射は正常，両足背動脈の触知良好

臨床経過（**図2-1**）：空腹時血糖は137mg/dLと急激に低下していた．空腹時に症状が出現するため低血糖と考え，グリベンクラミドを2.5mgに減量した．自覚症状は消失したが，その後の食後血糖も100～150mg/dL程度のためグリベンクラミドを1.25mgに減量した．HbA1cも処方開始後1か月で9.5%，2か月で6.7%に低下したため，最終的にグリメピリド1mgに変更した．当院受診後に実施した眼底検査では，糖尿病網膜症を認めなかった．

Point

初診時に尿ケトンが陰性であれば，食事・運動療法から開始することを第一とし，SU薬を投与する場合は少量から開始すること．

I 空腹時血糖値の高い時

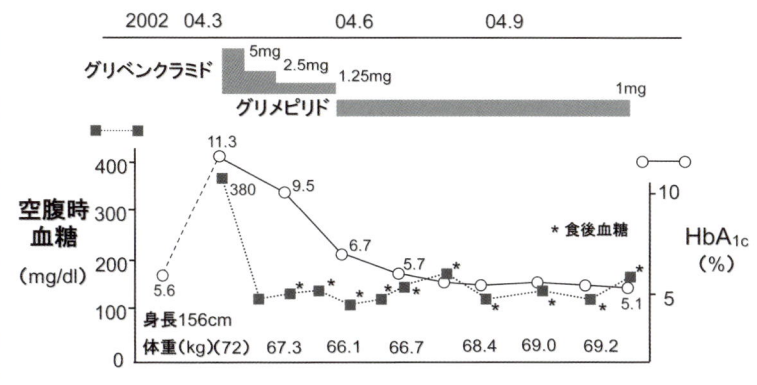

いきなり高用量の SU 薬で治療を開始すると，急速に血糖値が改善し低血糖を起こすことがある．

■ SU薬の投与量は血糖，HbA1cの値だけで決められない

　初診時に高血糖の程度が強いと，SU薬を多めに処方したくなるかも知れない．異常の程度が強ければ，早く正常化したいと思うのは医療に携わる者として当然とも言える．しかし経口血糖降下薬の効果には個人差があり，血糖値から適切な投与量が決められないことをまず知るべきである．この症例では，最終的に初回投与量の6分の1程度で安定したコントロールを得ることができた．それでは初診時にどのように治療すればよかったのかを考えてみよう．

■ 1種類の使い方に習熟する

　現在SU薬で使われることの多いのは，**表2**に示す4種類である．それぞれの効力を比較すると表のようになるが，必要に応じて参考にしてもらえればよい．これらを使い分けるよりは，1種類の使い方に習熟するのが得策であろう．グリメピリドは最も新しいSU薬で，0.5mgから6mgまでの幅広い用量設定が可能である．グリメピリド0.5mgはトルブタミド250mgより強力であるが，ここはグリクラジド10mgによりカバーすることが可能である．

I　空腹時血糖値の高い時

表2. SU薬の効力の比較

トルブタミド（1000mg） ≦ グリクラジド（40mg） ≦ グリベンクラミド（1.25mg）／グリメピリド（1.5mg）

最小量
グリクラジド10mg
トルブタミド250mg

最大量
グリベンクラミド5mg
グリメピリド6mg

SU薬を複数使い分けるよりも，1種類の使い方に習熟すべきである．

Note 2

21ページの症例の尿所見について

　糖尿病の治療開始時には著者は診察をしていないので，尿ケトンが陽性であったかどうか不明である．実際はデータがあったかも知れないが，非専門医で検尿が省略される場合も多い．初診時の検尿の重要性については，次ページに詳しく記載をした．

■初診時には必ず検尿を実施する

　初診の糖尿病患者には，必ず検尿を実施しなければならない．尿ケトン陰性の場合，食事・運動療法のみで治療を開始してよいかどうか検討する．高血糖の程度が強い時や，尿ケトンが弱陽性の時には，SU 薬を少量から開始（グリメピリド 0.5 〜 1mg，グリクラジド 10 〜 20mg）することがある．これ以上の量で開始することは，基本的にないと言ってよい．処方の期間は 1 か月以内とし，SU 薬の効果を早く知りたい時は 2 週間程度とする．問診で体重の変化を知り，急激な体重減少のある場合は専門医への紹介も必要である．

■少量で開始しても低血糖には注意する

　グリメピリド 0.5mg で開始しても効果の得られることが多く，ある程度 HbA1c が高い症例でも効果は期待できる．いかに少量であっても，低血糖の可能性があることを必ず説明しカルテに記載する．血糖の改善の程度をみながら，徐々に増量することが低血糖を避けるベストな方法である．血糖値の改善とともに尿糖排泄量が減り，しばしば体重が増えることを経験する．この場合には食事・運動療法の実行状況を再度確認する必要がある．急激な血糖コントロールが糖尿病合併症に与える影響については後述する．

■最大量まで増やさずに他剤の併用を考慮

　グリメピリドは 6mg まで使用可能であるが，3 〜 4mg でコントロールが不十分な場合，最大の 6mg に増量しても効果を実感しにくいことが多い．最大量まで増やすよりは，2 分の 1 から 3 分の 2 程度までにとどめ，他剤の併用を考慮することをすすめる．経口血糖降下薬の主な作用点は，基本的にそれぞれの薬剤で決まっている．異なった作用点を持つ薬剤を組み合わせるほうが，1 種類の薬剤を最大用量まで使うより効果的で，副作用の発現を抑えることができる．

Updates

グリメピリド少量投与の有効性と安全性（図2-2）

　従来グリメピリドを0.5mgで開始することの意義は明らかでなかったが，最近浦風らはこの点に関して重要な報告を行っている**（文献2-1）**．食事・運動療法のみで治療中で，HbA1cが6.5%以上8.0%未満の40例を対象とした．グリメピリドを0.5mgから開始し，4か月間投与した．対象の平均年齢は63.1歳，糖尿病の平均罹病期間は7.3年であった．40例中33例は最後まで0.5mgのまま継続した．HbA1cは投与前の平均7.2%から，4か月後に6.4%と有意に改善した．治療の前後で体重には有意な変化は認めなかった．投与開始前のBMIで3群に分類し，HbA1cの変化を検討したところ，いずれの群においてもグリメピリドの有用性が認められた．また重篤な低血糖は観察されなかった．このようにグリメピリドを0.5mgで開始することは，有用かつ安全な治療法であることが確認されている．この報告ではHbA1cを8%未満に限定しているが，実際には10%前後まで拡大することも可能と考えている．

I　空腹時血糖値の高い時

図2-2. グリメピリド少量投与の効果

Mean±S.D.
* p<0.05, ** p<0.01

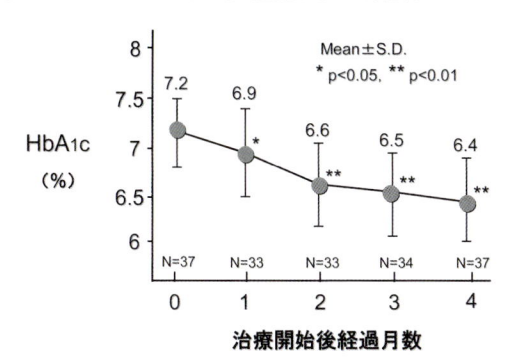

治療開始後経過月数	0	1	2	3	4
HbA1c (%)	7.2	6.9*	6.6**	6.5**	6.4**
N	37	33	33	34	37

（浦風雅春ほか：糖尿病 50: 835-841, 2007）

食事・運動療法のみで治療中の2型糖尿病患者40名に，グリメピリドを1日0.5mgで投与開始した時の有効性と安全性について検討した報告である．

診療 *Advice*

グリメピリド以外のSU薬は添付文書の半分を最大用量とする．

　添付文書の用法・用量には，最大用量としてトルブタミド2000mg，グリクラジド160mg，グリベンクラミド10mgと記載されているが，実際の使用に当たってはそれぞれこの半分を最大量とすべきである．その理由として，半分量を超えて投与した場合，①増量した効果は得られにくい，②膵β細胞へ負担をかける可能性がある，③副作用が出やすくなる，等が考えられる．

3. 急激な血糖コントロールを避ける

診療 *Basic*

　初診の2型糖尿病患者では，問診から罹病期間を正確に把握することは難しい．緊急に血糖コントロールが必要な場合を除き，合併症の評価を行った後に本格的な治療を開始する．初診時に実施すべき事項については**表3**に示した．

I 空腹時血糖値の高い時

表3．初診時に実施すべき事項

1. 病歴
   罹病期間、治療中断の有無について聴取する。
2. 血液・尿検査
   検尿を必ず実施し、尿蛋白、尿ケトン体の有無を確認する。
3. 膝反射・アキレス反射
   アキレス反射は打鍵器を用い、ベッド上膝立位で実施する。
4. 振動覚
   C128音叉を用いて検査するのが一般的である。
5. 足背動脈の触診・頸動脈雑音の聴取
   頸動脈狭窄は虚血性血管新生緑内障の原因となる。
6. 眼科紹介状の作成
   できるだけ早い時期に眼科医を受診させる。

Case 眼底出血で糖尿病を指摘されたケース（40歳代，男性）

主訴：視力障害・足先の違和感

現病歴：これまで糖尿病の指摘を受けたことはない．右眼の視力が急激に低下したため眼科を受診した．眼底に新生血管，硝子体出血を認めたため，当院を紹介された．

家族歴：母に糖尿病　既往歴：特になし

嗜好：アルコールなし，タバコ20本/日

身体所見：身長172cm，体重95kg，腹囲100cm，血圧160/92mmHg，膝反射の低下あり，足背動脈の触知は良好

検査所見：食後血糖274mg/dL，HbA1c 10.8%，尿糖＋4，尿蛋白＋3，尿潜血＋

臨床経過：コーヒー飲料を一日1.5L摂取していたので，半分以下にするよう指示し，薬物療法は一切行わなかった．ゼロカロリー飲料に切り替えた結果，体重が徐々に減少した．2週間後に空腹時血糖が111 mg/dLまで改善し，3か月後のHbA1cは7.5%まで低下した．光凝固等の眼科的療も並行して行ったため，眼底所見の悪化は認めなかった．

Point

緊急性のある場合を除き薬物療法を急いで開始してはいけない．

■緊急性のある場合を除き，薬物療法を急いで開始してはいけない

　糖尿病に関する情報が氾濫しているにも関わらず，本例のように眼底出血で糖尿病を指摘されるケースは少なくない．**表3**に沿って診察を行うと末梢神経障害を合併しており，腎症も疑われる状態であった．ここでは緊急性のある場合を除き，薬物療法を急いで開始してはいけない．他に慎重に薬物療法を開始するべきなのは，①罹病期間が長い，②治療の中断がある，③初診時のHbA1cが高い，等の症例である．さらには罹病期間の不明なケースも，これに含めることが勧められよう．合併症の悪化を防ぐために留意すべき点について，網膜症と末梢神経障害を例にとって説明することとする．

●糖尿病網膜症

　上記①～③，あるいはすでに増殖型網膜症を呈している場合，急速に血糖コントロールを是正すると網膜症の進展，増悪を来す例が報告されている．症例によっては，網膜症の沈静化のため一時的に光凝固を必要とすることもある．悪化の原因として治療に伴う低血糖との関連が報告されている．前増殖型網膜症以上の所見を有する場合，HbA1cの改善を半年で3%以下にすべきという報告もある．しかし薬物療法を行わなくても，*Case*のようにわずかな注意をしただけで急速にHbA1cの低下する症例もある．血糖の改善する速度を予測し，調節することは困難なことが多い．そこで初診時から眼科医との連携を確保しておくことが重要である．長期的には良好な血糖コントロールが必要とされることは言うまでもない．

また急激な血糖コントロールと必ずしも関係した事項ではないが，血管新生緑内障の原因として糖尿病網膜症（32.2%）に続き，内頚動脈閉塞性病変が第3位（12.9%）にあることを強調しておきたい**(文献 3-1)**．最近の治療技術の進歩は目覚ましいが，依然として進行した血管新生緑内障は難治性である．糖尿病患者では動脈硬化が進みやすく，頚動脈にも狭窄の存在する可能性が高いと考える必要がある．**表3**で示した頚動脈の聴診を，初診時に必ず実施して欲しい．

●末梢神経障害（治療後有痛性神経障害）

有痛性神経障害は，血糖コントロールが不良な時にみられることが多いとされているが，治療にともなって発症するものがある．前記①～③の症例を，急激にインスリンまたはSU薬で治療した時に発症する可能性がある**(文献 3-2)**．初診時にやせているケースにも注意が必要である．原因は神経虚血の可能性等が挙げられているが，現時点ではっきりとした結論は出ていない．

Note 3

緊急性のある場合

緊急性のある場合とは，検尿を行ってケトン体が強陽性の場合，体重減少の著しい場合，などである．29ページの症例の場合は初診時に尿ケトンは陰性であった．体重の変化は問診からは明らかにできなかった．

Case 治療に難渋した症例

　40歳代の男性で外来受診時の主訴は腰から両下肢の痺れ，錐で突かれるような激しい痛みである．30歳代後半の時に，アルコール性肝障害で入院歴があり，現在も日本酒5合を毎日摂取している．現病歴では1年前の検診で高血糖を指摘されたが放置していた．40歳代後半になって下肢の痺れ，痛みが出現したため近くの医院を受診した．HbA1cが10%以上あり，ただちにグリクラジド120mg/日で治療を開始した．1か月で空腹時血糖が100mg/dL前後まで改善したが，この頃から下肢の痛みが増強した．整形外科を受診したが異常を認めないため，糖尿病内科に紹介された．

　身長164cm，体重は50kgとやせ気味であった．両下肢は知覚過敏を呈し，アキレス腱反射は低下していた．症状が激しく，日常生活が困難ということで入院となった．入院後の検査で軽度の肝機能異常，脂肪肝がみられたが，糖尿病網膜症は認めなかった．また振動覚閾値の上昇，心電図R-R間隔変動係数の低下を認めた．しかし正中神経MCV，サーモグラフィーでの皮膚温の低下はみられなかった．患者は強い痛みのため不眠で，日中はぐったりとして食事摂取は不良であった．

臨床経過

　HbA1cは5.0%と正常範囲であり，グリクラジドをただちに中止した．痺れ，痛みに対して鎮痛薬，抗けいれん薬，ビタミンB12を投与したが，効果はみられなかった．さらにメキシレチン，抗うつ薬を追加したところ，肝機能障害，ADH不適切分泌症候群（SIADH）が出現し，全ての薬剤を中止せざるを得なかった．高圧酸素療法，硬膜外ブロックにても改善がないため，退院して外来で経過をみることとなった．退院後徐々に痛みが軽減し，約6か月かかってほとんど消失した．

　前述したように，初診時の血糖やHbA1cが高値であると，しばしばSU薬の高用量で治療が開始される．HbA1cが急激に低下した場合，特に治療前から下肢のしびれが存在する時は要注意であるが，強い痛みが生じ様々な治療によっても奏功しないことが多い．経過自体は決して不良ではなく，数か月から年の単位で徐々に改善することが多いとされている．治療にしばしば用いられるのは抗痙攣薬，抗うつ薬である．これらの副作用として，特に肝機能障害に注意しておかなければならない．治療後有痛性神経障害に伴って，網膜症の悪化を認める例があることにも注意したい．自律神経障害については後述する．

Updates

白内障の術前血糖コントロールが,術後の網膜症および黄斑症に与える影響(文献 3-3)

　対象を急速改善群,コントロール不良群,コントロール良好群の三群に分類した.急速改善群は,HbA1c が手術 3 か月前に 10.3％であったが,手術直前には 7．4％まで改善していた.不良群の HbA1c は手術直前で 9.5％,良好群は 7.5％で,3 か月前とほとんど変化がなかった.術前に中等度から高度の非増殖型網膜症を有していた場合には,急激な術前コントロールは網膜症,黄斑症をともに悪化させた.

　もちろん手術のためや高血糖の著しい場合に,急いで血糖コントロールを行う場合はある.しかし一般の外来では,全身状態を把握してから本格的な治療にとりかかるべきである.この論文から言えることは,HbA1c を 3 か月で 3％下げるような急速なコントロールは可能な限り避けるべきということになる.特に合併症が進行しているほど,そのことに留意すべきである.

診療 *Advice*

　初診の糖尿病患者では,しばしば血糖コントロールを急がないほうがよい場合がある.特に SU 薬やインスリンでは,急激な血糖値の改善が起こりやすいので注意する.前項でも述べたように,SU 薬を高用量で開始することは可能な限り避けたい.

II 肥満が存在する時

4. ビグアナイド（BG）薬は徐々に評価されてきた

5. メトホルミンを安全に使用するために

6. ピオグリタゾン市販後調査の結果から

7. ピオグリタゾンの効果発現は遅い，7.5mg も選択肢に

Tips 1. インスリン抵抗性改善薬を使用する時に必ず HOMA-R をチェックする？

4. ビグアナイド（BG）薬は徐々に評価されてきた

診療 *Basic*

MORE 研究によって，わが国おいてもメトホルミンの効果と安全性が確認された．

■メトホルミンの効果と安全性

　肥満した2型糖尿病患者では，メトホルミンで治療を行ったほうが，SU薬等の治療と比較して全ての糖尿病に関連するイベント，全死亡，脳血管障害を有意に減らすことが，前述のUKPDSで報告されている**（文献4-1）**．しかしながら欧米人の成績であるため，最大用量が1日2550mgと本邦と異なり，この結果をそのまま日本人に適応してよいかどうかは議論の余地があった．

　加来らは本邦で常用量の1日500〜750mgのメトホルミンを，2型糖尿病患者に単独または併用投与した成績を報告した（MORE研究，**文献4-2**）．619例についての集計では，メトホルミン投与前のHbA1cは平均8.2%であったが，3か月後に7.3%に低下し，観察終了時点である12か月後まで効果が持続した．投与開始前の平均BMIは25.3kg/m2であったが，12か月後には0.4kgの減少を認めた．本薬の安全性を1175例について検討した結果，乳酸アシドーシスは観察期間中1例もみられなかった．

MORE研究によって，わが国おいてもメトホルミンの効果と安全性が確認された．現在BG薬の適応は2型糖尿病で，単独またはSU薬との併用で用いることとなっている．他方α-グルコシダーゼ阻害薬（α-GI），チアゾリジン薬，速効型インスリン分泌促進薬（グリニド）の適応にBG薬との併用が記載されているので，適応範囲の広い薬剤として位置づけることが可能であろう．

　2010年から本邦においても，高用量まで適応を拡大した製剤（商品名メトグルコ®）が使えるようになった．これについては次章で述べるので，ここでは米国でも従来投与禁忌であった心不全の取り扱いについて紹介してみよう．

■ BG薬の禁忌

　BG薬の禁忌として最も注意すべきは，乳酸アシドーシスを起こしやすい患者であり，その中に心不全も記載されている．Masoudiら **(文献4-3)** は退院時病名が心不全である65歳以上の糖尿病患者を抽出し，退院時の処方内容とその後の経過について調査した．メトホルミン群1801例の平均年齢は75.8歳であり，観察項目を全ての原因による死亡，全ての原因あるいは心不全による再入院とした．インスリン抵抗性改善系の薬剤を使っていない群（12069例）では，1年後の粗死亡率が

36.0％であったのに対し，メトホルミン群は24.7％と有意に低く，心不全による再入院もメトホルミン群で低かった（ハザード比0.92）．またメトホルミン群と，インスリン抵抗性改善系の薬剤を使っていない群の間で，代謝性アシドーシスによる再入院の頻度は2.3％，2.6％と変わりがなかった．

Eurichら **(文献4-4)** は心不全で入院し，新規に経口血糖降下薬を処方された1833例を平均2.5年フォローし，1年後と観察終了時の死亡あるいは入院を比較した．メトホルミン単独（208例），SU薬単独（773例），併用療法の3群に分け検討したところ，1年後にSU薬単独群では26％が死亡したが，メトホルミン単独群では14％，併用療法群で11％の死亡率であった．長期の観察においても同じ傾向がみられた．

2005年に報告されたこれらの報告に基づき，米国では2006年11月までに添付文書の改訂が行われ，全てのメトホルミン製剤について心不全は慎重投与に改められた．もちろんこの結果を直ちに日本人に当てはめて良いということではない．しかしBG薬については，心不全以外にも1型糖尿病におけるインスリンとの併用療法，妊娠中の投与についても新たな報告がなされている．今後の動向に注目すべき薬剤であることは間違いない．

5. メトホルミンを安全に使用するために

診療 *Basic*

　メトホルミン製剤を安全に使用するために，まず従来製剤の使い方に習熟する．現時点であえて高用量製剤を使用する必要はない．高用量製剤を使用する時には，従来型の用法に従って投与禁忌症例の範囲を拡大し，慎重に投与することをすすめる．

Updates　BG薬の副作用

　この項では自験例ではないが，専門誌に発表された症例報告を中心に，BG薬の副作用について考察してみる．日本糖尿病学会の機関紙「糖尿病」に2000年以降に掲載された，BG薬による乳酸アシドーシスの症例報告を検索した．**表5-1**のごとく5例の報告があり，年齢は37歳から55歳，男性が4例であった．

　このうち2例は自殺目的で，一度に100錠以上を内服したケースであった．遭遇する頻度は多くないと思われるが，記憶にとどめておく必要はあろう．また症例4は多量飲酒者であり，症例5は最大用量を超えているので，用法，用量に反するところがある．今回特に注目したいのは，基礎疾患のない2型糖尿病で乳酸アシドーシスを発症した症例1である．

表5-1．文献にみる乳酸アシドーシス

症例	年齢・性	使用薬剤	併発症	転帰
1 [1]	47歳・男	ブホルミン150mg	感染症	軽快
2 [2]	37歳・男	ブホルミン6000mg	自殺目的	軽快
3 [3]	38歳・男	メトホルミン26250mg	自殺目的	軽快
4 [4]	55歳・男	メトホルミン750mg	多量飲酒	軽快
5 [5]	53歳・女	メトホルミン1000mg	副腎過形成・鎮痛薬	軽快

1) 田村嘉章ほか：糖尿病 46: 325, 2003.
2) 栗田征一郎ほか：糖尿病 46: 329, 2003.
3) 岩井博司ほか：糖尿病 47: 439, 2004.
4) 須田健一ほか：糖尿病 49: 941, 2006.
5) 中村緑佐ほか：糖尿病 52: 285, 2009.

2000年以降に「糖尿病」誌に掲載された乳酸アシドーシスに関する論文（症例報告）を抽出した．

Case

　40歳代後半の男性でグリベンクラミド5mgにブホルミン150mgを併用し，HbA1cが6％程度とコントロールのよい症例である．感冒様症状に続き，下痢，食欲低下が出現，翌日には嘔吐もみられたが，経口血糖降下薬は内服を続けていた．翌日も嘔吐が続き，救急搬送中に意識消失し緊急入院となった．
　体温は34.0℃と低く，昏睡状態で痙攣を認めた．血糖は45mg/dLと低血糖で，血液ガスではpH6.861，HCO3－2.6mEq/L，アニオンギャップ56.4mEq/Lと著明な代謝性アシドーシスであった．血中乳酸は298.7mg/dLと高値で，尿中ケトンは陰性であり，乳酸アシドーシスが考えられた．また急性腎不全を合併していた．補液を行い，重曹，昇圧剤の投与によって，翌日には血中pH，意識レベルが改善した．処方をグリクラジド，ボグリボースに変更し，退院後は乳酸アシドーシスの再発を認めていない．

■ 高用量メトホルミン製剤の適応は厳格にすべき

　著者は幸いにBG薬による乳酸アシドーシスをこれまで経験したことがない．Cochrane Databaseにおける集計等でも，乳酸アシドーシスの発生頻度の少ないことが強調されている．それでも本当に大丈夫なのかという懸念が，完全に拭い去られたと著者には感じることができない．

　そのような状況の中で，2010年5月に高用量メトホルミン製剤が市販された．従来よりも維持量は2倍（1日1500mg）に，最大投与量は3倍（1日2250mg）に増えるのであるから，当然適応は同じか，むしろより厳しくなるものと考えていた．しかしながら予想に反して，軽度の腎機能障害，中等度までの肝機能障害，高齢者は慎重投与に改められている（**表5-2**）．

表5-2．メトホルミンの投与禁忌（抜粋）

乳酸アシドーシスを起こしやすい状態の患者．
2）腎機能障害（軽度障害も含む）→**中等度以上**
4）肝機能障害 →**重度**
5）心血管系，肺機能に高度の障害のある患者及びその他の低酸素血症を伴いやすい状態
6）過度のアルコール摂取者
7）脱水症
8）下痢，嘔吐等の胃腸障害
9）高齢者 →**慎重投与**

＊赤字は高用量ビグアナイドで行われた変更部分を示す．

軽度の腎機能障害，中等度までの肝機能障害，高齢者は慎重投与に改められている．

著者は市販後のデータの蓄積が十分でない現時点では，この変更を安易に受け入れるべきではないと考えている．メーカーから配布された「適正使用のお願い」には以下のように記載されている．「軽度の腎機能障害，軽度〜中等度の肝機能障害のある患者，高齢者に本薬を投与する場合は，定期的（2〜3か月に1回程度）に腎機能・肝機能を確認するなど慎重にご使用ください」．慎重投与と記載されてはいるが，むしろ適応は従来製剤に従い，より厳格に使用すべきではないだろうか．

　高用量製剤の臨床試験において，①血清クレアチニンで男性1.3mg/dL，女性1.2mg/dL以上の患者，②ASTまたはALTが基準値上限の2.5倍以上，あるいは肝硬変の患者，③20歳未満または75歳以上の患者は対象から除外されている．高齢者は慎重投与と書かれていても，75歳以上の長期投与の成績については検討されていないのである．2010年12月初旬までの副作用情報の集計において，すでに乳酸アシドーシスが2例報告されていることも記しておきたい．

■食事が摂取できない時は，BG薬の内服を中止

　もう一点強調しておきたいのは，食事摂取ができない時は内服もしないはずと思いがちであるが，それは医療サイドの思い込みの可能性が大であるという点である．この部分をBG薬の処方にあたって，繰り返し指導しなければならない．胃腸炎の流行しやすい夏季，冬季には特に注意を喚起すべきであろう．

Updates

代謝性アシドーシスと診断された 226 例を解析した成績

　39 万人が居住するスペインの一地方において，2001 年から 5 年間に救急病棟に入院した患者の中で，代謝性アシドーシスと診断された 226 例を解析した成績について紹介してみよう (Nephrol Dial Transplant 23：2346, 2008).

　226 例中 21 例が乳酸アシドーシスと診断され，13 例にはメトホルミンが投与されていた．13 例の内訳は男性 3 例，女性 10 例で，年齢は 65 歳から 77 歳の間に分布していた．発症の誘因は 11 例が急性胃腸炎に伴う脱水症状であった．ここでも症状の悪化に関わらず，入院まで一人もメトホルミンの内服を中止していなかった．全ての症例が腎機能障害を伴っており，4 例は集中治療によっても死亡した．

　乳酸アシドーシス発症前の病態を解析したところ，9 例は腎機能障害があり，5 例は心不全を有していた．観察期間中にこの地方におけるメトホルミンの消費量が増加しており，それと平行して乳酸アシドーシスの症例が増加していた．BG 薬の適応禁忌を遵守しない場合，従来報告されているよりも高率に乳酸アシドーシスが発生する可能性があると述べている．

診療 *Advice*

　従来製剤の用法はこれまでと変わりないので，誤って禁忌症例に使うことのないよう気をつける．食事が摂取できない時は，BG 薬の内服を中止するよう繰り返し指導しておく．

6. ピオグリタゾン市販後調査の結果から

診療 *Basic*

　本薬は初期治療としての選択もあるが，むしろ他の経口血糖降下薬で十分な効果が得られない場合の追加薬として有用であると考えられた．

■ピオグリタゾンの使い方

　糖尿病薬物治療の柱として，インスリン分泌不全を補完する治療薬と，インスリン抵抗性を改善させる治療薬が挙げられる．後者としてわが国で最初に使われたのはトログリタゾンであったが，重篤な肝障害の発生のため2000年に発売が中止された．そのため同じチアゾリジン薬であるピオグリタゾンについては，発売以来肝機能の定期的なチェックが必要とされていた．ここではそのまとめとなる文献（**文献6-1**）を紹介し，本薬の使い方について考察を行ってみたい．

Updates

ピオグリタゾンによる肝機能障害は多くなかった

　この研究は1999年から2004年にかけて，全国の4,093の施設で行われ，一般医家が参加施設の3分の2を占めている．肝機能（ALT）のチェックは最初の1年間は毎月，それ以降は3か月に実施された．24,933例に対して安全性の検討が行われ，そのうち20,447例では血糖降下作用についても解析が行われた． ⇒

⇒　対象の半数が男性であり，平均年齢は 62 歳，また BMI は 25.3kg/m2，HbA1c は 8.3％ であった．高血圧，高脂血症の合併は，およそ半数にみられている．3/4 の症例では他の経口血糖降下薬が既に使われており，その 6 割以上は SU 薬であった．浮腫は対象の 8.3％ に出現し，女性では 12.3％ にみられた．また肝胆道系の副作用の出現率は 4.2％ であった．

　担当医によって重篤な肝障害と報告されたのは 19 例であった．黄疸を来した 3 例は，本薬とは無関係と判定された．11 例は黄疸を伴わない肝機能検査の異常で，4 例には肝胆道系の腫瘍が発見された．1 例は胆石症を発症した．肝胆道系疾患を有することが，唯一 ALT の上昇と関連する危険因子であった．また、ピオグリタゾンの投与量と ALT の上昇との間には関連がみられなかった．全体としては，本薬の投与に伴って ALT の低下が観察された．

　次に血糖降下作用についてであるが，70％ の症例において男性では 30mg，女性では 15mg から投与が開始されていた．初期投与量が多いほうが，また BMI が高いほど HbA1c の低下が大きかった．投与開始 6 か月後に HbA1c は 1％ 低下し，以後 18 か月までその効果が持続した．初期治療としてピオグリタゾンを投与した場合には，HbA1c は平均 0.98％ 低下した（N=4231）．しかし SU 薬に追加した場合でも，0.88％ の改善が認められていた（N=9477）．

診療 *Advice*

　以上の成績から，本薬は初期治療としての選択もあるが，むしろ他の経口血糖降下薬で十分な効果が得られない場合の追加薬として有用であると考えられた．また浮腫の発現が特に女性において高率であり，本薬の継続を困難にするものと考えられた．初期投与量を少なくすれば浮腫が起こりにくくなるのか，その場合の効果はどうなるのかについてさらに検討が必要と感じた．

Note 4
経口血糖降下薬で十分な効果が得られない場合の追加薬として有用
　初期治療は drug-naïve な患者に使うので，当然効果は出やすいと思われる．しかし同じ血糖レベルであっても，他の薬剤で十分コントロールできないため併用する場合は，より条件が厳しいことになる．それでも初期治療とほぼ同程度の効果が得られることが本薬で確認されたことに意義がある．

7. ピオグリタゾンの効果発現は遅い，7.5mg も選択肢に

診療 *Basic*

　ピオグリタゾンは市販後の多数例の調査により，肝機能への影響は少ないことが確認された．ピオグリタゾンは単独使用よりも，他の経口血糖降下薬，特に SU 薬への追加薬として有用性の高い薬剤である．

Ⅱ 肥満が存在する時

Case ピオグリタゾンを追加投与した著者の成績

　すでに経口血糖降下薬で治療中の2型糖尿病患者21例（うち男性12例）に，ピオグリタゾンを追加投与した著者の成績を紹介する**(文献7-1)**．対象の平均年齢は63.2歳（44〜80歳），BMIは平均24.5kg/m2（19.3〜28.0 kg/m2），罹病期間の平均は11.1年（3〜34年）であった．ピオグリタゾン開始前の投薬内容は，SU薬単独9例，SU薬とBG薬の併用7例，SU薬とα-グルコシダーゼ阻害薬（α-GI）の併用3例，これら3剤の併用1例，グリニド単独1例であった．

　本薬の少量投与の効果をみるため，BMIが25以上の場合は原則として7.5mgより開始した．7.5mgを投与したのは15例（うち男性9例），15mgを投与したのは6例（うち男性3例）であった．追加前，開始1，2，3および6か月後に血糖，HbA1cを測定し，また追加前と6か月後の体重の比較も行った．治療前の平均HbA1cは8.91％（7.2〜12.0％）であった．効果判定には，経時データ分析手法の一つであるランダム効果係数成長曲線モデルを使用し，その他の解析には対応のないt検定を用いた．

Point

　全体のHbA1cは，**図7-1**に示すように追加前の8.91%から，6か月後に7.63%へと平均で1.28%（−5.0〜＋0.7%）低下した．ピオグリタゾン追加により，前値よりHbA1cが低下したのは19例であった．男女別の検討では，女性は経過とともに概ね指数関数的なHbA1cの低下がみられたが（p<0.01），男性では次第にその減少率が小さくなり（p<0.01）底打ち状態となった．

　次に本薬の投与量の違いが，血糖コントロールに及ぼす影響について検討した．7.5mg投与群では平均HbA1cが9.05%から7.68%に，15mg投与群では8.55%から7.50%に低下した．両群のHbA1cの改善の程度に有意な差は認められなかった．体重は6か月後に平均1.56kg（＋4.5kg〜−2.0kg）増加した．投与量別にみると，7.5mg群で平均1.63kg，15mg群で平均1.40kgの増加となった．体重の変化を男女別に検討したが，有意な差を認めなかった．

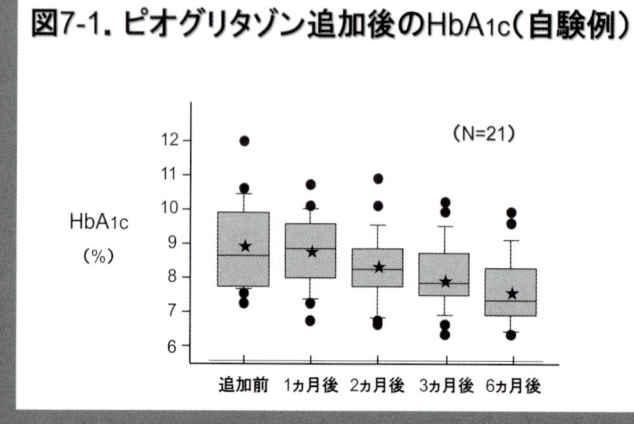

図7-1. ピオグリタゾン追加後のHbA1c（自験例）

ボックスの上は75%点，下は25%点，横線は中央値，★は平均値を示す．

II 肥満が存在する時

Case 実際にピオグリタゾンを追加した症例（図7-2）

　50歳代後半の女性で，4年前から経口血糖降下薬を内服している．現在グリメピリド3mg，メトホルミン500mgを内服しているが，肝機能障害が出現したために当院を受診した．身長151.5cm，体重65.0kgで，眼球結膜に黄疸はなく，その他の身体所見にも特に問題はなかった．FPG198mg/dL，HbA1cは8.7%といずれも高値であった．肝機能をチェックするとGOT64，GPT54，γ-GTP74と確かに異常を呈していた．SU薬，BG薬のいずれが原因かわからないのでBG薬を中止し，SU薬もグリベンクラミド2.5mgに変更して経過を観察することとした．

　同時に提出したHBs抗原，HCV抗体検査の結果はいずれも陰性であった．肝機能は2か月後に正常化したが，グリベンクラミドを3.75mgまで増量してもHbA1cを改善させることができなかった．そこでピオグリタゾン15mgの追加投与を行った．HbA1cは徐々に低下し，6か月後に7.0%まで改善し，以後安定した状態となった．空腹時血糖値も100台半ばまで改善した．体重の増加もなく，肝機能の悪化も認めなかった．

Point

　この症例は女性でBMIも高く，7.5mgから投与を開始しても効果があったかも知れない．空腹時血糖値が依然として高めなのは，夕食の量や内容に問題があると考えられる．薬剤の効果を維持するために，これまでの食生活を変えられるかどうかが課題である．

図7-2. 症例（50歳代，女性）

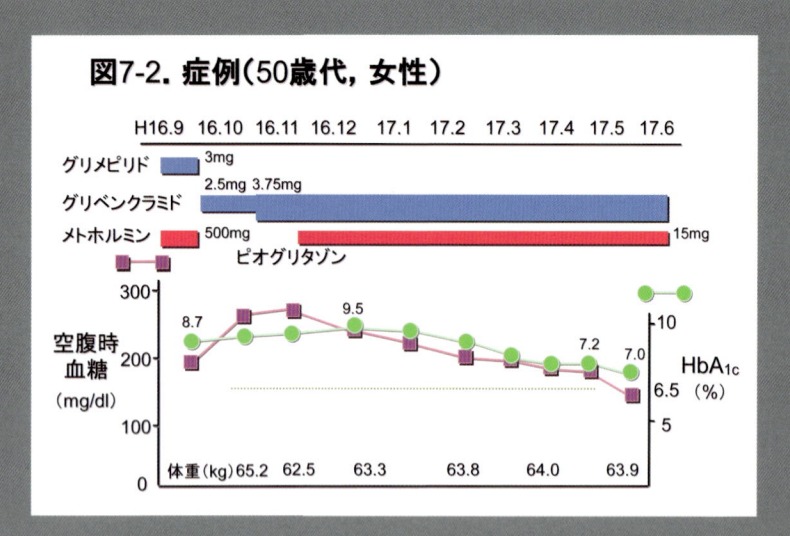

実際にピオグリタゾンを追加した症例

■ピオグリタゾンの効果発現は遅い

　血糖コントロールの目標は年齢・合併症の程度に応じて決められるが，8％以上のHbA1cが持続する時は治療法を見直すべきであろう．インスリン療法が最も強力な治療であることは疑う余地はないが，注射への同意を得ることは決して容易ではない．そこで単独，あるいは2種類以上の経口血糖降下薬によっても，血糖コントロールが十分でない症例への，ピオグリタゾンの追加治療について検討を行った．

　HbA1cは6カ月後に平均1.28％低下していたが，これは日本人での多数例の検討成績とほぼ一致していた．また著者の検討でも，HbA1cは6カ月後まで有意な改善を認めていた．従って本薬の最大効果をみるためには，6カ月程度まで経過を観察すべきであろう．逆の言い方をすれば，血糖値を急いで下げる必要性の高い時に，本薬が適応となる可能性は低いことになる．

■ 7.5mg と 15mg の間で治療効果に差がない

　次に 7.5mg 群と 15mg 群の二つのグループで，血糖コントロールの改善の程度について検討した．やや意外な結果であったが，両群の間に明らかな差を認めなかった．体重は 6 カ月後に平均 1.56kg の増加となったが，7.5mg と 15mg の間で体重の増加量に差はみられなかった．また浮腫や肝機能障害によって，本薬の継続が困難となった症例はなかった．

　著者の成績と同様に，7.5mg と 15mg の間で治療効果に差がなく，浮腫の出現，体重の増加は 7.5mg で有意に少なかったという日本人女性での報告がある **(Endocr J 53：325, 2006)**．少なくとも女性では極力 7.5mg から開始することを心がけるべきであろう．また男性でも 7.5mg で効果のみられる場合があることから，今後どのような症例に 7.5mg 投与が適しているのか検討すべきと思われる．

　ピオグリタゾンは他の経口血糖降下薬と併用した場合に，単独で使用した場合よりも体重が増えやすいとされている．著者の対象とした症例では，21 例中 20 例に SU 薬が投与されていた．実際の臨床においても，SU 薬を基本とした処方に本薬を追加する頻度は高いと思われる．体重の増加を避けるために，どのような場面でも十分な食事指導が欠かせないことは言うまでもなかろう．

Updates

日本人 2 型糖尿病におけるピオグリタゾンの頸動脈硬化に与える影響（**文献 7-2**）

　Yamasaki らは日本人 2 型糖尿病におけるピオグリタゾンの頸動脈硬化に与える影響について検討した．対象はピオグリタゾン使用群 89 例と非使用群 97 例で，糖尿病以外に高血圧，脂質異常，肥満または喫煙のうち 2 個以上の危険因子を有する症例とした．観察期間は 2.5 〜 4 年間で，最近心血管系のイベントを起こした場合は対象から除外した．ピオグリタゾンは女性と高齢者では 15mg から開始することとし，最大 45mg までの増量を可とした．

　試験開始前の平均 BMI は 27kg/m2，HbA1c は平均 7.5% であった．開始前に使用されていた経口血糖降下薬の中では，SU 薬が 7 割以上を占めていた．ピオグリタゾンの使用量は，15mg 未満が 41%，15 〜 30mg が 47% となっていた．HbA1c は使用群で 180 週まで非使用群より有意に低く，使用前と 144 週の比較では使用群が -0.50%，非使用群が +0.08% であった．また使用群では，HDL コレステロールが 144 週まで有意に高値となっていた．体重の増加は，試験終了時まで使用群で有意に多かった．

　ピオグリタゾン使用群では max IMT が 1.060 から 0.992mm に，mean IMT が 0.839 から 0.780mm といずれも有意に減少していた．非使用群では max IMT には変化がなく，mean IMT は 0.818 から 0.774mm へと有意に改善した．群間の比較では有意差は得られなかったが，使用群のほうが IMT の減少の程度が大きかった．

診療 *Advice*

> ピオグリタゾンの効果発現は遅く，最大効果をみるためには6か月程度の観察を必要とする．浮腫を避けるために，女性では7.5mg，男性では15mgからの投与開始を基本とすべきである．

＊2011年6月，米国FDAは欧州の一部の国でピオグリタゾンの新規処方が中止されたことを受け，本薬の1年以上の使用により膀胱癌のリスクが高まるとの安全性情報を発表した．その内容の主な点は以下のとおりである．
①膀胱癌患者にピオグリタゾンを使用しない
②膀胱癌の既往のある患者にはリスクとベネフィットを考え，注意して使用する
③血尿等の症状があればすぐ報告するよう患者に説明する
　わが国での公式な安全性情報は本書の執筆時点では発表されていないので，今後の情報に注意をしていただきたい．

Tips 1. インスリン抵抗性改善薬を使用する時に必ず HOMA-R をチェックする？

　HOMA-R は，空腹時の血糖とインスリンを測定するだけで算出することができる．グルコースクランプ法や SSPG 法と比較して，容易にインスリン抵抗性を知ることが可能であるとしてよく使われている．特に疫学的調査においては，集団のインスリン抵抗性の指標として有用であろう．それでは日常の診療において，インスリン抵抗性改善系の薬剤を使用する時にこの指標をチェックすべきであろうか．

表 Tips-1 に A，B 二つの空腹時採血のデータを呈示した．HOMA-R（血糖値 x インスリン値 /405）を計算するといずれも 2.07 となる．これは HOMA-R の正常上限とされる 1.6 よりは高値であるが，明らかに抵抗性が存在するというレベルではない．しかし HbA1c をみると A は正常範囲であるが，B は 7.4％と要治療レベルである．実はこのデータは同じ患者の 41 歳（A）と 49 歳（B）の経過を表にしたものである．糖負荷試験も行っているが，A では境界型，B では糖尿病型に変化していた．8 年の間にインスリン分泌能が低下し，耐糖能の悪化を来したと考えられる．体重の減少も，むしろ高血糖から生じたものとすべきであろう．

表Tips1-1. HOMA-Rの計算例

		A	B
体重	(kg)	86	83
HbA1c	(%)	5.3	7.4
空腹時血糖	(mg/dL)	93	105
空腹時インスリン	(μU/mL)	9	8
HOMA-R		2.07	2.07
BMI	(kg/m^2)	30.8	29.8

A，B 二つの空腹時採血のデータを呈示した．このように血糖値の上昇とインスリン値の低下により，HOMA-R が計算上は同じ値になることがある．

このように血糖値の上昇とインスリン値の低下により，HOMA-R が計算上は同じ値になることがある．しかしその意味するところは全くと言ってよいほど異なっている．また患者が来院するのは必ずしも空腹時とは限らない．著者はHOMA-R を参考にすることを否定しないが，この値だけをもってインスリン抵抗性改善薬の効果を予測し，使用の可否を決定することは困難と考えている．
　むしろ手軽に入手できる他の情報を活用することを考えてみてはどうだろうか？第一の指標は体重である．費用も全くかからないし，その推移により病態の変化を知ることも可能である．初診時の BMI が 25kg/m2 以上であれば，まず薬物療法の前に食事療法と運動療法で減量を試みる．薬物療法を行う場合は，インスリン抵抗性改善系の薬剤を中心に選択するが，高血糖の程度によっては SU 薬を少量で用いることもある（グリメピリド 0.5 〜 1mg，グリクラジド 10 〜 20mg）．短期間に体重が減少している場合は，相対的なインスリン不足になっていることもあるので，一時的にインスリン治療を考慮する必要もある．いずれの治療薬を選択した場合も，開始した後の体重の推移に注目し，治療の変更のタイミングを誤らないようにしたい．

またBMIを測定しただけでは，内臓脂肪の蓄積を見逃す可能性もある．腹囲（ウエスト周囲径）の測定も，体重と同様にコストもかからず簡便な指標である．メタボリックシンドロームにおける腹囲基準の妥当性については議論の余地があるが，少なくともインスリン抵抗性の評価法として有用であろう．腹囲については毎回の測定は必要ないが，体重と同様に経過を追うことで治療効果の判定，変更のタイミングを判断する指標の一つとなる．HOMA-Rはインスリン抵抗性の評価に有用な情報の一つであるが，その測定値は絶対的なものではなく，日常診療ではBMIや腹囲の測定を活用すべきと考える．

III 食後血糖の高いとき

8. 空腹時血糖とインスリン分泌

9. 食後高血糖改善と心血管イベントの抑制

10. グリニドの使い方

8. 空腹時血糖とインスリン分泌

診療 *Basic*

日本人では糖尿病発症早期あるいはそれ以前から，食後高血糖が出現しやすい状態にあると考えられる．

III 食後血糖の高いとき

■空腹時血糖値がいくらになると，食後血糖値が上昇し始めるのだろうか？

　糖尿病は発症初期には食後血糖が上昇し，その進行とともに空腹時血糖が上昇すると考えられる．古くは Honolulu Heart Program などの報告により，また最近ではヨーロッパで行われた DECODE 研究により，食後あるいは負荷後の血糖値と冠動脈疾患の関係が明らかにされてきた．

　わが国においても舟形研究において，耐糖能障害（IGT）では糖尿病と同等の生存率の低下がみられることが報告された．これらの報告は，空腹時血糖が上昇していない時期においても，食後血糖管理を十分に行うことの重要性を強調するものである．それではどのくらいの空腹時血糖値になると，食後血糖値が上昇し始めるのだろうか？

Updates

　図8は人間ドックで多数例に糖負荷試験を行った著者らの成績である**（文献8-1）**．空腹時血糖値を横軸に，空腹時，糖負荷後のインスリン値を縦軸に示している．ここでは特に負荷後30分のインスリン値に注目して欲しい．空腹時血糖値の正常上限である109mg/dLでは，すでに負荷後30分のインスリン分泌はピークを過ぎている．糖尿病型と判定する126mg/dLでは，明らかにインスリン分泌が低下していた．

　日本人はもともと食後（負荷後）のインスリン分泌能力が低いとされてきた．糖負荷後30分のインスリン分泌は，食後の血糖上昇を抑えるのに必要不可欠である．著者らの結果からは，予想よりも早い段階でこの時点でのインスリン分泌が低下傾向を示した．すなわち日本人では糖尿病発症早期あるいはそれ以前から，食後高血糖が出現しやすい状態にあると考えられる．

Ⅲ 食後血糖の高いとき

図8. 空腹時血糖の上昇とインスリン分泌

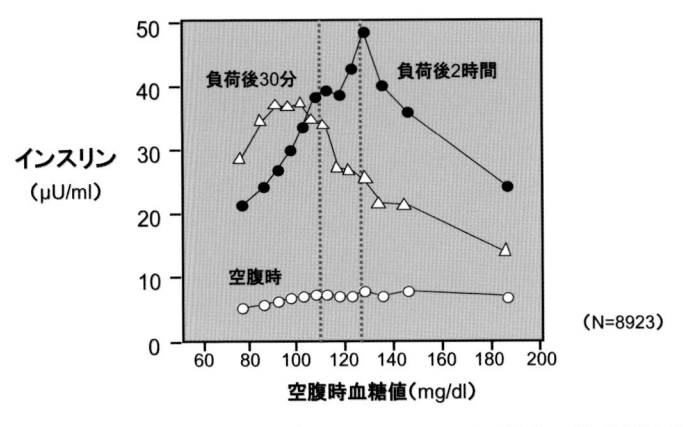

（Ozaki K et al: Diabetes Res Clin Pract 55: 159-164, 2002）

日本人の特質とされるインスリン初期分泌の低下は，空腹時血糖値が正常範囲を超える前に既に始まっていることを示している．

診療 *Advice*

食後高血糖を改善させる薬剤は，特にわが国において欧米よりもその位置づけが重要であると言うべきであろう．以下の項ではα-GI，グリニドについて，自験例も紹介しながら，その違いをできるだけ明らかにしたい．

9. 食後高血糖改善と心血管イベントの抑制

診療 *Basic*

アカルボースによる治療が，心血管イベントを抑制するかどうか，メタ解析の結果が報告されている（Eur Heart J 25：10, 2004）．

Updates

　Oyama らは SU 薬にアカルボースを追加した時の，リポ蛋白リパーゼ（LPL），頚動脈内膜中膜複合体肥厚度（IMT）への影響について報告している（**J Atheroscler Thromb 15：154, 2008**）．アカルボースを使用した群では，アカルボース以外の薬剤を使用した群と比較して，HbA1c，トリグリセライドが低下し，HDL コレステロール，LPL が増加していた（いずれも p<0.05）．これらの結果として，総頚動脈の IMT はアカルボース群のみで有意な減少を認めている．アカルボースでトリグリセライドが低下するのは，LPL の増加によるものとわかった．HDL-C が増加することも説明できるが，まだ血圧の低下することは説明できない．

　それでは次に図 9 について説明してみよう（**Metabolism 56：1458, 2007**）．ミグリトールとミチグリニドで，HOMA-R，アディポネクチン，アルブミン排泄率を比較した成績である．α-GI であるミグリトールは，ミチグリニドと同じく食後血糖を低下させるが，インスリン分泌は抑制するため HOMA-R は低値となる．これが単に数字だけの問題でないことは，ミグリトールでアディポネクチンが増加していることで証明される．α-GI でインスリン抵抗性が改善すると考えれば，トリグリセライドだけでなく血圧の低下がみられたことにも納得がいく．

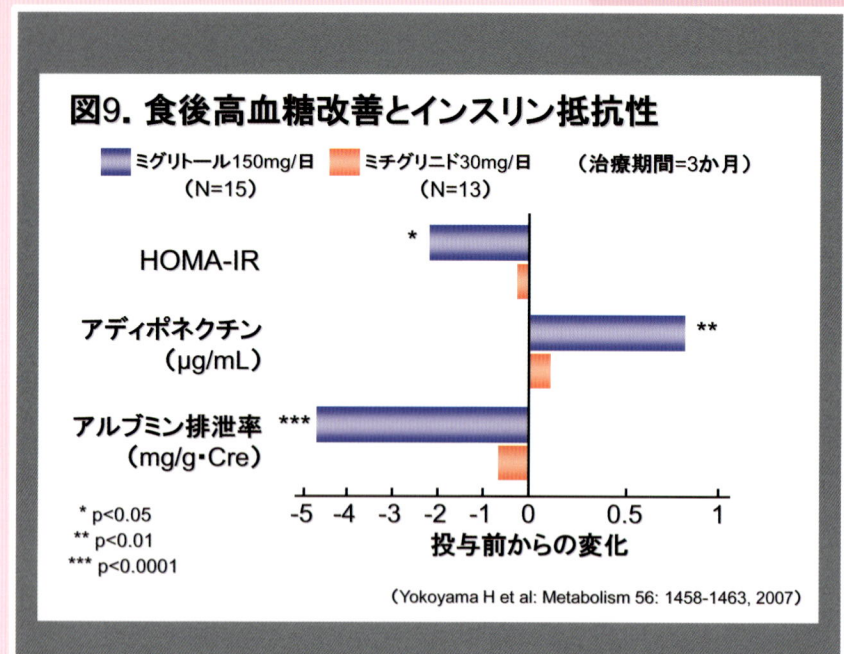

図9. 食後高血糖改善とインスリン抵抗性

■ ミグリトール150mg/日（N=15）
■ ミチグリニド30mg/日（N=13）
（治療期間=3か月）

HOMA-IR *
アディポネクチン（μg/mL）**
アルブミン排泄率（mg/g・Cre）***

横軸：投与前からの変化（-5 〜 1）

* $p<0.05$
** $p<0.01$
*** $p<0.0001$

（Yokoyama H et al: Metabolism 56: 1458-1463, 2007）

食後高血糖改善とインスリン抵抗性について，ミグリトールとミチグリニドで，HOMA-R，アディポネクチン，アルブミン排泄率を比較した成績である．

診療 Advice

　α-GI については，ボグリボースで IGT における糖尿病発症抑制の適応が認められている（但し 0.2mg のみ）．実際の使用については，血糖値だけでなく，高血圧症，脂質異常症，肥満，糖尿病家族歴のいずれかを有することが必要である．つまりメタボリックシンドロームにターゲットを絞っていると考えられる．α-GI がインスリン抵抗性を改善させることも，糖尿病の発症抑制に一役を担っているものと推察される．

10. グリニドの使い方

診療 Basic

　効果発現が早く，消化器系の副作用が少ない．また重篤な低血糖も起こしにくいことから，男女を問わず幅広い年齢層で，第一選択薬として使用可能な薬剤である．

Case

　広島大学第二内科関連病院において，2型糖尿病 13 例にナテグリニド 270mg（90mg を毎食直前）を 1 年間投与した成績を紹介する**（文献 10-1）**．男性 6 例，女性 7 例で，平均年齢は 65.3 歳，糖尿病の罹病期間は 1 年から 25 年に分布し，平均 BMI は 22.1kg/m2 であった．

　前治療は食事療法のみ 6 例，グリベンクラミド 1 例，メトホルミン 2 例，ボグリボース 1 例，インスリンが 1 例であった．メトホルミンとボグリボースの 3 例は，ナテグリニド開始後も同一の投与量で継続し，グリベンクラミド，インスリンは投与を中止した．また血中脂質に影響を与える可能性のある薬物は，ナテグリニド投与中は用量変更あるいは追加を行わなかった．糖尿病合併症として網膜症 3 例，腎症 1 例，末梢神経障害 3 例，狭心症が 2 例に，また高血圧が 4 例に，高脂血症が 2 例に合併していた．

　毎月 1 回外来に空腹状態で受診し，体重，血圧を測定，検尿，血糖，HbA1c を検査した．また原則として 3 ヶ月ごとに肝機能，血中脂質を検査した．統計学的検定として投与前後の比較の場合は paired t-test を，二群間の比較の場合は unpaired t-test を用いた．

Ⅲ 食後血糖の高いとき

Point

　体重は投与前 55.8kg から，52 週後に 56.4kg とわずかな増加をみたが有意差はみられなかった．空腹時血糖値は投与前 185.2mg/dL であったが，4 週後に 138.3mg/dL へと有意な改善を認めた（p<0.05）．その後 12，32，48 週後にも投与前より有意な低下を示した（p<0.05）．52 週後の平均血糖値は 146.2mg/dL と，投与前に比べて約 39mg/dL 低下していた．

　次に HbA1c は投与前の平均 8.6% に対し，4 週後に 7.9% と有意に改善した（p<0.05），以後全ての時点で平均 HbA1c は有意に低下していた（28，36 週は p<0.05，それ以外の時点は p<0.01）．52 週後の平均 HbA1c は 7.3% であり，投与前と比べて約 1.3% の改善を認めた．血中総コレステロール，トリグリセライドには，観察期間の前後で有意な変化を認めなかった（N=9）．

■初期治療として選択する

　上述のナテグリニドの投与成績から，空腹時血糖値は4週後という早い時期に改善を認め，1年後にもその効果は持続していた．試験のデザイン上，食後血糖値の測定は行っていないが，HbA1cの改善の程度から食後血糖の改善もあったと考えられる．それでは13例全てに同じように効果があったのだろうか？

　HbA1cが1.5%以上改善したものを著効（5例）とし，それ以外の8例を著効以外として比較を行った**(表10)**．年齢には差を認めないが，罹病期間は著効例が6.5年，それ以外が10.6年と，前者で短い傾向があった．BMIは著効例で23.4kg/m2と高い傾向があり，投与前の空腹時血糖値，HbA1cも高めであった．ナテグリニド投与前の治療については，著効例ではボグリボースの1例のみであり，それ以外の8例中4例は他剤による治療が行われていた．

　一般的にはSU薬が薬物治療のベースになっていることが多く，その場合にグリニドは併用することができない．むしろ初期治療として選択することを考えるべきであろう．その時に糖尿病の罹病期間，BMI，前治療の有無をチェックすることによって，グリニドがより効果的な症例を選ぶことが可能であると思われる．

表10. グリニド系薬が著効する症例

	著効例(n=5) ΔHbA1c>=1.5%	非著効例(n=8) ΔHbA1c<1.5%
年齢（歳）	63.8±11.7	66.3±15.7
罹病期間（年）	6.5±1.9	10.6±7.5
BMI(kg/m^2)	23.4±1.2	21.4±3.4
血糖値(mg/dl)	216.4±78.9	165.8±41.7
HbA1c(%) （52週後）	9.0±1.2 (6.7±1.0)	8.3±1.0 (7.6±1.1)
前治療の有無	あり1例, なし4例	あり4例, なし4例

（Mean±SD, ナテグリニド270mg/日を52週間にわたって投与した.）

（大久保雅通ほか: Prog Med: 22: 2183, 2002）

　なお体重の増加がほとんどなかったことについては，本薬の利点として強調すべきである．また重篤な低血糖を起こしにくいことは，高齢者にも使いやすい薬剤と位置づけることができる．消化器系の副作用が少ないことが，α-GIとの一つの違いと言うことができる．脂質については著者らの成績では変化を認めていないが，食後のトリグリセライドについては検討の余地があろう．

　同じインスリン分泌促進系の薬剤であるグリニドとSU薬の効力の比較についてよく質問を受ける．**図10**はグリクラジドまたはナテグリニドで12週間以上治療した後に，薬剤をスイッチして12週間投与した時のHbA1cを前後で比較したもので

ある（**文献 10-2**）．後からグリクラジドで治療した時に，HbA1cの低下傾向が若干観察されている．薬剤の効力としては，グリクラジド 20mg とナテグリニド 270mg がほぼ同等と考えてよいだろう．一方重篤な低血糖はどちらにも発生しなかったが，グリクラジド 24 例中 7 例に対しナテグリニドでは 1 例もみられなかった．

　この検討では薬剤を変更する前後で，空腹時血糖値を指標としているので，ナテグリニドがどの程度食後血糖を改善させたかは明らかでない．しかし 1,5-AG をみることで，その効果を推定することは可能である．グリクラジドで治療を開始し，ナ

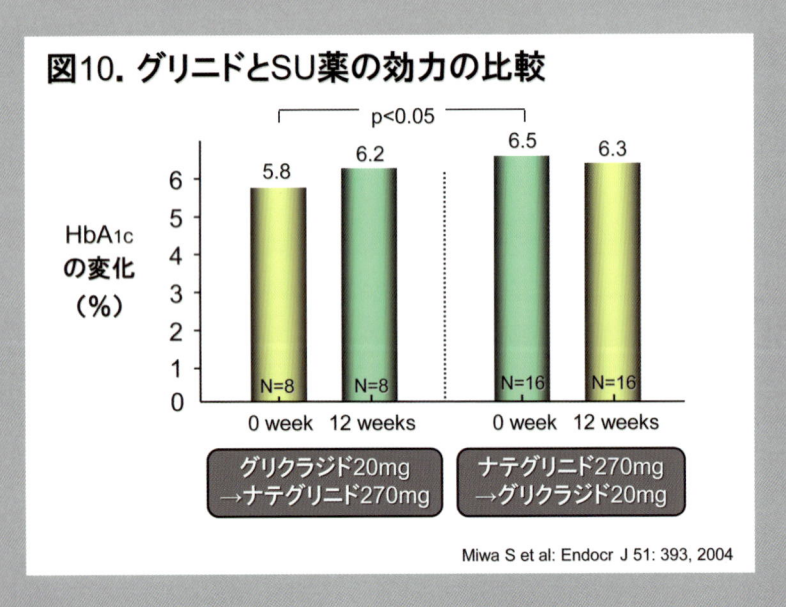

図10．グリニドとSU薬の効力の比較

グリクラジド 20mg からナテグリニド 270mg に切り替えた場合と，順番を逆にして切り替えた場合の血糖コントロールに及ぼす影響を比較した．

Miwa S et al: Endocr J 51: 393, 2004

テグリニドに変更した場合，1,5-AG は有意ではないが 5.3 μg/ml 低下していた．逆に投与した場合には変化がみられなかった．HbA1c は上昇しても，1,5-AG が低下していたことは，ナテグリニドにより血糖値の変動が減ったことを示している．グリニド系の薬剤が，食後血糖を主として低下させている結果と考えてよいだろう．

■コンプライアンスの良否が，効果を決定づける

α-GI もグリニドも，食前または食直前の内服が必要とされる薬剤である．すなわちコンプライアンスの良否が，そのまま薬剤の効果を決定づけるとしても言い過ぎではない．これらの薬剤の開始に当っては，飲み方の指導を十分に行うことが欠かせない．院外処方の場合には，薬剤師との協力体制を築いておくことも重要である．

Updates

グリニドでは心血管イベントを抑制することはできないのだろうか？

最近発表された NAVIGATOR 試験 (N Engl J Med 362：1463, 2010) において，ナテグリニドは心血管疾患のリスクを有する IGT 患者の糖尿病発症，心血管イベントの抑制効果を示さなかった．この試験は非常に大規模なもので，その結果には注目が集まっていたが，論文の内容は期待に反するものであった．食後高血糖が心血管イベントと関係することは確かでも，グリニドではイベントを抑制することはできないのだろうか？

Updates

　著者は現時点で明確な回答を持たないが，この試験については いくつかの問題点があることを指摘しておきたい．まずナテグリニドの投与量が毎食前 60mg と少なかった点である．フォローアップの際には，負荷後 2 時間値血糖値を測定しているが，この時にはナテグリニドを服用していない．論文の中では，ナテグリニド群で負荷後 2 時間血糖値が高いという結果になっている．実際に毎食前 60mg という投与量で，どの位食後血糖を下げていたのかが明らかにされていない．

　もう一点は，HbA1c の値がベースラインと糖尿病発症時のデータしか示されていないことである．糖尿病発症時にはナテグリニド群で 0.2% ほど低かったことが示されている．もしこの程度の差で推移したとすれば，イベントの抑制を明らかにするにはあまりに小さなものであったと考えざるを得ないのではないだろうか．

診療 Advice

　治療効果の出やすい症例を選んで投与することが望ましい．コンプライアンスの良否がそのまま効果に反映される．服薬に当っての十分な説明が欠かせない薬剤である．

Note 5
治療効果の出やすい症例
　どのような症例かは，75 ページの表 10 にまとめておいた．

IV 新しい経口血糖降下薬

11. インクレチン関連薬の種類と特徴

12. DPP4阻害薬の使い方

11. インクレチン関連薬の種類と特徴

診療 *Basic*

　インクレチン関連薬は，①薬剤が直接に GLP-1 を増加させる，②インスリン分泌を促進するだけでなく，グルカゴン分泌を抑制する，③注射薬では体重の減少が期待される．またこれも注射薬においてであるが，膵β細胞を増やす可能性がある．

Ⅳ　新しい経口血糖降下薬

■従来の糖尿病治療薬との大きな違い

　2009年12月に経口のDPP4阻害薬として，シタグリプチンの使用がわが国で可能となった．およそ10年ぶりの新しい糖尿病治療薬ということになる．2011年1月時点で，DPP4阻害薬は3種類，GLP-1アナログは2種類が使用可能で，特に前者はこれからも数社より発売される予定と聞く．

　これらインクレチン関連薬の，従来の糖尿病治療薬との大きな違いは以下のとおりである．①薬剤が直接にGLP-1を増加させる，②インスリン分泌を促進するだけでなく，グルカゴン分泌を抑制する，③注射薬では体重の減少が期待される．またこれも注射薬においてであるが，膵β細胞を増やす可能性があることも，今後注目すべき点の一つとして挙げてよいだろう．

　食事を摂取した時に効果が現れるのは，α-GIやグリニドを食前に服用しても同じであるが，1日1～2回の内服でよいことはDPP4阻害薬の利点である．低血糖の少なさを強調する向きがあるが，これはSU薬と比較した場合に少ないと表現すべきであろう．投与回数が少ない，低血糖が起こりにくいという特徴は，BG薬，チアゾリジン薬も同じように有している．本薬だけの特徴とするのは誤りであり，従来の薬剤と作用機序が異なることにまず着目すべきである．

■インクレチン関連薬の製剤としての特徴

　表11に二種類のインクレチン関連薬の製剤としての特徴をまとめてみた．DPP4阻害薬はGIPの分解も阻害するが，GLP-1アナログにはGIPへの作用はみられない．効果の点ではGLP-1アナログに軍配が上がるが，薬剤自体の価格も高く，自己注射のため指導管理料等が発生する．したがって注射という心理的な負担と，コストの問題が克服できれば良い選択肢となろう．

■インクレチン関連薬の副作用

　最後にインクレチン関連薬の副作用に言及しておきたい．低血糖については次章で詳述するので，ここでは膵炎について注意を喚起しておく．注射薬では重要な基本的注意の欄に，「急性膵炎の初期症状が現れた場合は中止し，速やかに医師の診断を受けるように指導する」と記載されていた．一方経口薬にはその他の副作用に膵炎の記載があったが，シタグリプチンで発現症例が報告されたことを受けて，重要な基本的注意に記載が追加された．

表11. インクレチン関連薬の特徴

	DPP4阻害薬	GLP-1アナログ
作用	GLP-1, GIPの代謝を阻害する	GLP-1受容体に作用する
特徴	単独で低血糖が少ない，体重が増えにくい	単独で低血糖が少ない，体重が減少する
用法	内服（1〜2回/日）	皮下注（1〜2回/日）
効果	HbA1cで0.7％程度	HbA1cで1％程度
副作用	まれに胃部不快・下痢	悪心・嘔吐

Updates

 もともと糖尿病患者では，急性膵炎の発症が多いとされてきた．Noelらの報告では**(Diabetes Care 32：834, 2009)**，30万人以上の2型糖尿病患者を12か月以上フォローし，年齢と性をマッチさせた対照群との比較を行っている．その結果糖尿病患者では，急性膵炎を発症するリスクが2.83倍高率であった（95%CI2.61-3.06）．特に対象を45歳未満に限定すると，リスクは5.26倍に上昇した．

診療 *Advice*

　インクレチン関連薬と急性膵炎の直接的な関連は明らかでないが，少なくとも丁寧な問診を行うように心がけ，アミラーゼ等の定期的なチェックを怠らないことが必要と考える．なおビルダグリプチンについては，投与開始後1年間は少なくとも3か月ごとの肝機能検査を行うことが添付文書に記載されている点も強調しておきたい．

12. DPP4阻害薬の使い方

診療 *Basic*

　効果発現が比較的早く，単独使用では低血糖を起こす可能性は低い．SU薬との併用の際は，低血糖の発現に注意しながら使用する．服用回数が少ないことは，服薬コンプライアンスの向上につながるという利点がある．

Case

　当院でこれまでにシタグリプチンを使用した 15 例についてまとめた成績を示す **(図 12-1)**．症例の性別は男性が 14 例と大多数を占めた．平均年齢は 63.7 歳，BMI は 26.1kg/m2 で，罹病期間は平均 9.6 年であった．シタグリプチンは全症例で 50mg から使用を開始した．新規に使用を開始したのは 1 例のみで，その他は他の経口血糖降下薬への追加または切り替えであった．

　シタグリプチンへの切り替えは 1 例のみであり，グリクラジドから変更した症例であった．追加の 13 例の治療内容であるが，全例に SU 薬が使用されていた．また 4 例でインスリンが併用されていた．SU 薬は 1 例で併用時から減量した以外は同量で継続した．既に経口薬が 3 剤使用されている場合は，SU 薬以外の 1 種類をシタグリプチンに変更した．

　HbA1c の推移について，投与開始 6 か月後まで検討した．**図 12-1** のごとく投与前の平均は 8.4% であったが，1 か月後には 7.8% と有意な改善をみた．3 か月後に 7.5% に低下し，以後 6 か月後まで同じレベルを維持した．投与前より HbA1c が改善したのは 15 例中 13 例で，1% 以上の改善がみられたのは 8 例であった．体重の変化はほとんどみられなかった．

Ⅳ　新しい経口血糖降下薬

図12-1. シタグリプチンの臨床効果（自験例）

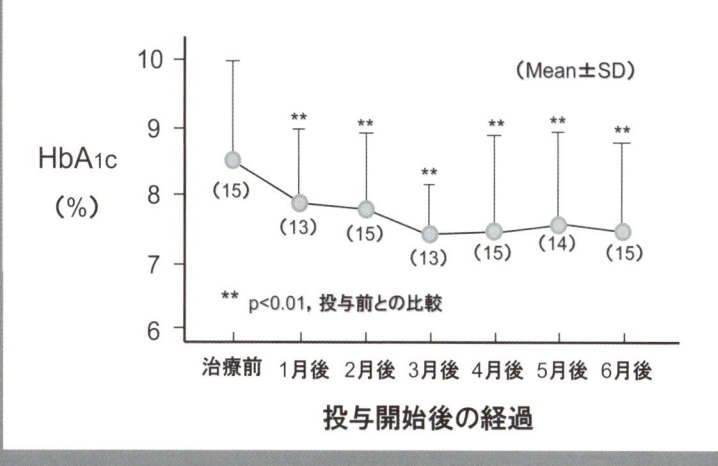

（グラフ：HbA1c（%）の投与開始後の経過）
- 治療前：約8.5（n=15）
- 1月後：約7.9（n=13）**
- 2月後：約7.8（n=15）**
- 3月後：約7.4（n=13）**
- 4月後：約7.5（n=15）**
- 5月後：約7.6（n=14）**
- 6月後：約7.5（n=15）**

（Mean±SD）
** $p<0.01$, 投与前との比較

当院でこれまでにシタグリプチンを使用した15例についてまとめた成績である．

Point

　ここで経過を観察した6か月の間に，治療内容の変更が行われた5例について触れておきたい．3例では血糖コントロールの改善に伴い，SU薬の減量が必要であった．グリメピリドを使用していた2例ではそれぞれ一日量3mgから2mg，2mgから1.5mgへ減量した．またグリベンクラミドの使用例では5mgから3.75mgに変更した．一方血糖コントロールの改善がみられなかった2例ではシタグリプチンを100mgに増量したが，その効果は明らかでなかった．

Case SU薬の減量が必要となった症例（図12-2）.

　50歳代女性，糖尿病発症は40歳代で，脳出血，狭心症の既往がある．身長154cm，体重60kg，グリベンクラミド5mg，ピオグリタゾン30mg，ボグリボース0.6mgの投与によっても，HbA1cは7％台後半と不十分なコントロールであった．ボグリボースを中止し，シタグリプチン50mgへの変更を行なった．空腹時血糖値には大きな変化がなかったが，HbA1cは7％台前半と改善傾向がみられた．

　投与開始4か月後に，空腹時血糖値が89mg/dLと低下したため，グリベンクラミドを3.75mgに減量した．低血糖の自覚症状はみられなかった．HbA1cは6％台後半となり，グリベンクラミドを減量したまま治療を継続した．この頃から食事療法の乱れによる空腹時血糖値の上昇が出現し，体重もやや増加傾向となった．それでもHbA1cは7％台前半で推移している．

Point

　この症例は現時点であれば，シタグリプチン開始時にグリベンクラミドを3.75mgに減量していた可能性が高い．SU薬使用例にDPP4阻害薬を併用する場合，その効果を予測することが難しいことは理解してもらえると思う．

Ⅳ　新しい経口血糖降下薬

図12-2. 症例（50歳代，女性）

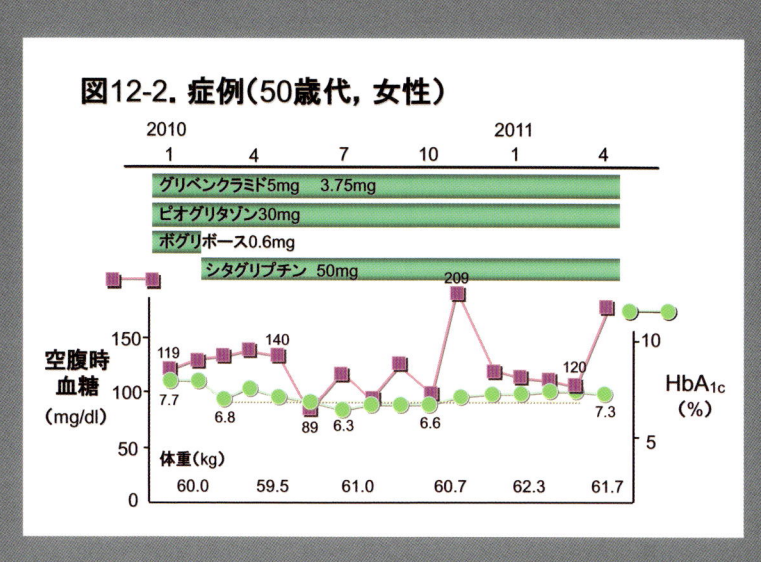

	2010				2011	
	1	4	7	10	1	4

グリベンクラミド5mg　3.75mg
ピオグリタゾン30mg
ボグリボース0.6mg
シタグリプチン 50mg

空腹時血糖（mg/dl）: 119, 140, 89, 209, 120
HbA1c（%）: 7.7, 6.8, 6.3, 6.6, 7.3
体重（kg）: 60.0, 59.5, 61.0, 60.7, 62.3, 61.7

SU薬の減量が必要となった症例．SU薬使用例にDPP4阻害薬を併用する場合，その効果を予測することが難しいことは理解してもらえると思う．

■市販後調査の結果から

　DPP4阻害薬の糖尿病臨床への導入は，これまでのわれわれの治療戦略に変化をもたらした．すなわちSU薬を長年使用してきたケースでも，本薬の追加により血糖コントロールの改善が認められる場合が数多くみられたことである．一方で予想以上に血糖値が低下し，重症低血糖が多発したことも忘れてはいけない．2010年8月にメーカー（万有製薬，現MSD）より報告されたシタグリプチンの市販後調査の結果から，糖尿病治療の目標とは何かを今一度確認してみたい．

この結果によると，重篤な副作用として報告されたのは164例221件であり，最も数が多かったのは低血糖症の67件であった．重篤な低血糖についてはメーカーが解析を行っており，94％以上が65歳以上で，77％の患者が推奨用量（グリメピリド2mg，グリベンクラミド1.25mg，グリクラジド40mg）以上のSU薬を併用していた．

　もう少し詳細に報告書の内容を検討してみよう．年齢とHbA1cの判明している中で，70歳代以上の症例は72例中35例ある．HbA1cが7％未満の症例は，35例中16例であった．この16例の治療内容をみると，13例でSU薬が使用されており，シタグリプチンを追加する際にSU薬の用量は変更されていなかった．しかしそのことよりも著者が問題視するのは，併用時のHbA1cの値である．6％未満の症例が70歳代3例，80歳代2例，90歳代においても2例みられている．

■糖尿病治療の目標を再考する

　糖尿病治療の目標は，生活の質（QOL）を損ねることなく合併症の発症・進展を予防することにある．しかしそのための血糖コントロールは一様でなく，年齢や合併症の程度に応じて設定されなければならない．糖尿病の治療薬である以上，低血糖の可能性が全くない薬剤は存在しない．70歳以上でHbA1cが6％未満の糖尿病患者に対して，新しい薬剤を追加する意義はどこにあるのだろうか？別の表現を使うと，HbA1cという数値が目の前の患者から離れて一人歩きをすることに危惧の念を抱くものである．

IV 新しい経口血糖降下薬

　現時点では既に添付文書が改定され，重要な基本的注意として SU 薬との併用の場合に SU 薬の減量を検討することとされている．注意喚起が実施されてからは，幸いにも発現例数が減少している．従来にない作用機序を持つ薬剤であり，糖尿病治療の目標を念頭に置いて適正な使用に努めたい．

　なお日本糖尿病協会のホームページには，SU 薬と DPP4 阻害薬を併用する場合の，SU 薬の推奨用量が掲載されている．具体的には SU 薬をグリメピリド 2mg，グリベンクラミド 1.25mg，グリクラジド 40mg 以下にして DPP4 阻害薬と併用することを推奨するという内容である．市販後調査で重篤な低血糖を来たした症例では，これよりも多い量の SU 薬が使用されていたものが多いという理由であろう．仮に**図 12-2** で示した症例で，グリベンクラミドを 1.25mg に減らした場合にはどうなったか推測してみよう．この症例では 5mg では空腹時血糖値の低下がみられたが，3.75mg に減量すると効果がやや不十分となった．もちろんその間の食生活など，薬物療法以外の要因も影響していると思われる．しかし推奨用量の 1.25mg では間違いなく血糖値が上昇していたであろう．

　前述の著者がまとめた症例は，いずれも 1 か月以上の処方が解禁される前であった．ほぼ 2 週ごとに経過を観察することができたが，現在は 1 か月以上の処方を行なうことがほとんどとなっている．従って本薬と SU 薬を併用する場合，SU 薬を減量することについて異論はない．強調しておきたいのは，高用量から推奨用量までの減量には慎重に対応すべきであるという点である．一方推奨用量以下であるから減量しなくてよいと言うこともできない．著者は現時点の一応の結論として，SU 薬は 2，3 割程度減量して併用することを推奨している．

Updates

　Whitmerらは認知症の既往のない，平均年齢65歳の2型糖尿病の集団において，低血糖の有無と認知症発症の関係について検討した**（文献12-1）**．ここでの低血糖の定義は，入院あるいは救急外来受診の原因となった病名が低血糖であったものである．低血糖の既往のある1465例，既往のない15202例について解析を行った．

　観察期間中に認知症を発症したのは1822例であり，このうち250例は1回以上の低血糖を経験していた．認知症を発症しなかった14845例では，低血糖は1215例に認められた．年齢，BMI，人種，教育，性，糖尿病の罹病期間，糖尿病以外の併発症，さらには平均HbA1c（7年間），糖尿病の治療内容，インスリン治療の期間を調整して，低血糖の認知症発症におよぼすリスクを計算した．

　1回の低血糖の既往があると，認知症発症のリスクは既往のない場合と比較して1.26倍に増加した．また低血糖が2回の場合は1.80倍に，3回以上では1.94倍に増加していた．救急外来を受診した患者のみに限定して解析しても，結果は同様であった（1回の低血糖で1.42倍，2回以上で2.36倍に認知症発症のリスクが増加）．

Ⅳ　新しい経口血糖降下薬

Updates

　以上の結果から，高齢の 2 型糖尿病患者において，入院や救急外来の受診を必要とするような重症の低血糖は，認知症発症のリスクを増大させることが示された．特に低血糖を繰り返すことで，リスクが大きくなることに注目すべきと考えられた．軽症の低血糖が認知症の発症と関連するかどうかは，この研究からは明らかでない．

診療 *Advice*

　患者が高齢になるほど，重篤な低血糖を起こさないような治療を心がける．患者の年齢や合併症の程度を考慮して，血糖コントロールの目標を定めるべきである．DPP4 阻害薬の使用経験は浅く，副作用には十分注意しながら使う必要がある．

#　V　経口血糖降下薬の併用

13. 経口血糖降下薬の併用の問題点

13. 経口血糖降下薬の併用の問題点

診療 *Basic*

年齢・合併症の程度に応じた血糖コントロールを行う.

Ⅴ　経口血糖降下薬の併用

■適応

　経口血糖降下薬同士で，併用禁忌となる組み合わせはない．SU薬とグリニドは作用点が同じであり，グリニドの効果が期待できないため併用しないよう注意事項に記載されている．α-GIの中では，ミグリトールのチアゾリジン薬，グリニドとの併用が未承認である．またグリニドでは，ミチグリニドとBG薬の併用が現時点で承認されていない．これらは効果がないというよりも，発売の時期が遅いため十分検討されていないためと考えられる．

　インスリンとはα-GI，チアゾリジン薬に2型糖尿病での併用が記載されている．SU薬，BG薬は添付文書には記載がないが，承認された時期にインスリンと経口血糖降下薬の併用という概念がなかったためであろう．DPP4阻害薬，GLP-1アナログについては製剤ごとに併用の適応が異なるので，添付文書を参考にしてほしい．

■投与回数

　一般的に薬剤の投与回数が多くなるほど，服薬のコンプライアンスは低下することが予想される．経口血糖降下薬は一日1回から3回まで処方される可能性があり，食直前投与と記載されている薬剤もある．複数の薬剤を使用する時は，なるべく服用しやすい組み合わせを心がけるべきであろう．BG薬は食後と記載されているが，最近の製剤はコーティングが施されているため，食前の内服も可能となっている．

■コスト

　併用を行う場合は，常に薬剤のコストにも配慮すべきである．著者は後発医薬品の品質を全面的に信頼するわけではないが，処方の一部に利用することは十分に考えられる．SU薬とBG薬の組み合わせは，コスト的に安価で一定の効果が期待できるものとして推奨される．

Updates

　Hanefeld らは SU 薬でコントロール不十分な症例に，追加薬としてピオグリタゾンとメトホルミンのいずれが適しているかを検討した **(Diabetes Care 27：141, 2004)**．ピオグリタゾン併用群（319 例）では HbA1c が 8.82% から 7.61% に，メトホルミン併用群（320 例）では 8.80% から 7.45% に低下した．ピオグリタゾンではトリグリセライドと HDL コレステロールがより改善し，尿中アルブミン排泄率が低下した．メトホルミンでは LDL コレステロールが有意に低下した．

　この成績からは，SU 薬による治療で血糖コントロールが十分でない時に，チアゾリジン薬，BG 薬のいずれを追加しても，同程度の血糖降下作用が期待される．またチアゾリジン薬のほうが，代謝面でのメリットが大きいという結果であった．両者の組み合わせにかかるコストを常用量で比較してみよう．SU 薬は共通として，ピオグリタゾン 15mg ＝ 84.6 円，メトホルミン 750mg ＝ 28.8 円となり，一日当たり 50 円以上の薬価差となる．自己負担 3 割の患者であれば，1 か月でおよそ 500 円，1 年間では 6 千円の差となる．糖尿病の治療が長期にわたることを念頭に置いて選択すべきであろう．

■何種類まで併用するか？

　理論的には5種類までの併用が可能であるが，著者は原則3剤までの併用を原則とし，効果が不十分な場合は基本的治療である食事療法，運動療法の見直しを行う．入院治療を検討したり，外来インスリン導入を試みたりすることも必要である．**図13**に経口血糖降下薬による治療の流れをまとめた．

　空腹時血糖値の高い場合，肥満が存在する場合，食後血糖の高い場合のそれぞれについて，1剤から開始し2剤，3剤と増やしていく場合の代表的な組み合わせを挙げている．検査データの改善の程度や体重の変化などをみながら，追加薬の選択を行う．

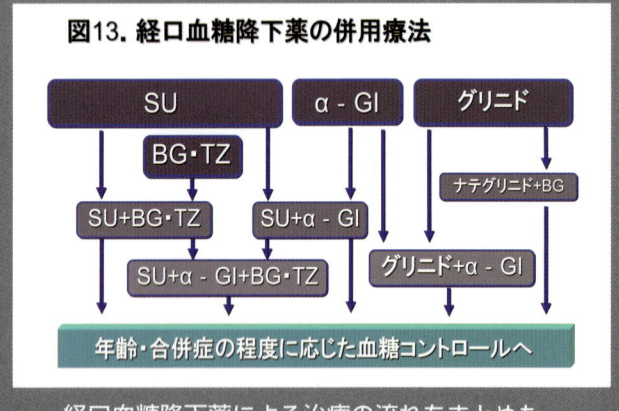

図13. 経口血糖降下薬の併用療法

SU → BG・TZ → SU+BG・TZ → SU+α-GI+BG・TZ
SU → SU+α-GI
α-GI
グリニド → ナテグリニド+BG
グリニド → グリニド+α-GI
→ 年齢・合併症の程度に応じた血糖コントロールへ

経口血糖降下薬による治療の流れをまとめた．

診療 *Advice*

　全ての組み合わせに，その根拠となるエビデンスが存在するわけではない．図中にはDPP4阻害薬を示していないが，現時点ではα-GIのポジションに入れて考えればよいと思われる．DPP4阻害薬の適用範囲は，今後さらに拡がる可能性がある．

第2章
外来インスリン療法

I 持効型インスリンを実際に使用する

14. 持効型インスリン追加による効果

15. BOTの実際

16. BOTの守備範囲

14. 持効型インスリン追加による効果

診療 *Basic*

　経口血糖降下薬で血糖コントロール不十分な場合に，持効型インスリンを追加して効果の得られた症例を呈示してみよう．

Ⅰ 持効型インスリンを実際に使用する

Case （50歳代後半，男性）

現病歴：1年前の検診で空腹時の高血糖を指摘されたが放置していた．今回の検診で空腹時血糖が239mg/dLと上昇し，かかりつけ医を受診したところ，食後血糖値500mg/dL以上，HbA1c13.2%と高値のため当院を紹介された．自覚症状として，口渇のため飲水量が多く，夜間頻尿がみられた．

　入院もすすめたが，時間的に困難ということであり，グリメピリド1mgを処方し血糖値の下がり方をみることとした．2mgに増量したところ，食後血糖値が300台に低下し，HbA1cも一桁台に改善した．しかし3mgに増量しても効果は明らかでなく，この時点でメトホルミン500mgの併用を開始した．さらにミグリトール100mgを追加したが，ようやく食後血糖200台，HbA1c8%台という状況であった．

家族歴：なし，既往歴：脳出血（後遺症なし）

身体所見：身長166cm，体重46kg，血圧142/76mmHg，胸腹部・四肢に著変なし，膝・アキレス反射は正常，両足背動脈の触知良好

検査所見：検尿では尿糖は+4と強陽性であったが，尿蛋白・ケトンは陰性であった．血中クレアチニンは0.55と正常，Na131と低値で，高血糖による脱水のためと考えられた．食後血中CPRは2.3ng/mL，抗GAD抗体は陰性で，1型糖尿病の可能性は低いと思われた．また眼底には単純網膜症を認めたが，尿中アルブミンは20mg/g・Creと正常範囲であった．

臨床経過（図14-1）

図14-1. 症例（50歳代，男性）

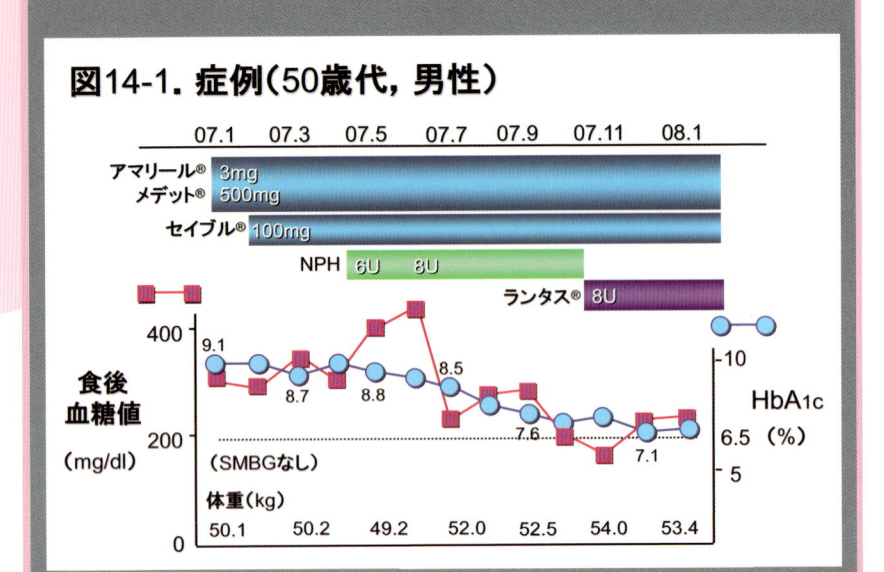

持効型インスリンを追加して効果の得られた症例

Point

　ここで経口血糖降下薬の投与量はそのままとし，NPHインスリンの就寝前投与を開始した．この時点ではグラルギンがデバイスの不具合のため，新規に使用できない状況にあった．NPHを6単位から開始し，8単位に増量したところで，ようやくHbA1cが7%台に安定した．

　2007年秋からグラルギンが再び広く使えるようになり，NPHと同じ一日8単位でグラルギンに切り替えた．食後血糖値も200mg/dLを下回り，HbA1cは7.1%まで改善した．また図からわかるように，食後血糖値の変動がNPH使用時と比較して減少している．

診療 *Advice*

　この症例は体重が7kg程度増加しているが，これは初診時に高血糖のため体重減少があったためと思われる．その後グラルギンを12単位まで増量したが，現時点でもHbA1cは7％台前半を維持している．NPHの1回注射からグラルギンに変更する場合，本例のように同量ないしはそれ以下で開始するのが安全である．

Note 6

高血糖による脱水でなぜ低Naになるか？
　高血糖状態では体内の水分が失われるだけでなく，Naをはじめとする電解質も体外に失われる．水分とNaの失われるバランスによって，血清Na濃度に変化が生じる．また細胞外の高血糖状態を是正するため，細胞内から水分が移動することも低Na血症の原因となり得る．

目標とする血糖コントロールに到達しなくても，現状より改善させることにも十分な意義があることを示す（2症例）

Case 1（図 14-2）：80 歳代女性，60 歳代で胃切除を受け，翌年糖尿病を発症した．SU 薬による治療中に重症低血糖で救急搬送された経験から，頻回にブドウ糖を摂取するようになり，血糖コントロールが困難なため当院を紹介された．身長 152cm，体重 43kg とやせ型の症例である．糖尿病の合併症は単純網膜症と早期腎症が認められた．

　α-GI は消化器症状で使用が困難であり，ミチグリニドの少量投与を行なった．しかし HbA1c は 9 〜 10％ とコントロールは不良のままであった．同居している家族と一緒に受診してもらい，インスリン導入について相談を行なった．その結果グラルギンを少量から追加すること，自己注射ができるまで家族が注射を支援することで意見が一致した．グラルギンを 4 単位から開始し，半年に 1 単位ずつ増量した．6 単位まで増量しても血糖コントロールは改善しなかったが，カートリッジの交換を除き自己注射が可能となった．ミチグリニドを中止し，グラルギンを 8 単位まで増量したところで HbA1c が低下し始めた．

　現在まで HbA1c が 8 〜 8.5％ のレベルで推移しており，糖尿病合併症の進行は認めていない．またこの症例では血糖自己測定（SMBG）は一度も行なっていない．

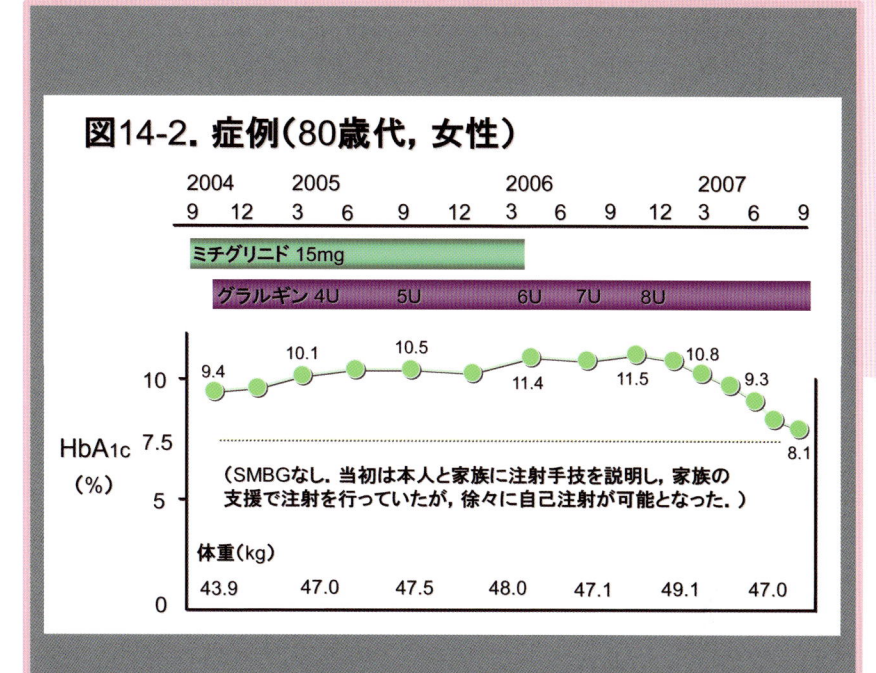

Ⅰ 持効型インスリンを実際に使用する

図14-2. 症例(80歳代, 女性)

	2004		2005				2006				2007		
	9	12	3	6	9	12	3	6	9	12	3	6	9

ミチグリニド 15mg

グラルギン 4U　　　5U　　　6U　7U　8U

HbA1c (%)

データ点: 9.4, 10.1, 10.5, 11.4, 11.5, 10.8, 9.3, 8.1

(SMBGなし. 当初は本人と家族に注射手技を説明し, 家族の支援で注射を行っていたが, 徐々に自己注射が可能となった.)

体重(kg): 43.9　47.0　47.5　48.0　47.1　49.1　47.0

80歳代女性. 低血糖を避けながら, ゆっくりと持効型インスリンを増量した症例.

Point

　高齢者の糖尿病については, 過剰な血糖コントロールを避けるべきであると述べた. しかし感染症の重症化を予防するために, 本例で行なった程度に血糖値を下げることは必要であろう. また高齢であるからといって, 合併症が進行しないわけではない. 合併症のチェックを行ないながら, 緩やかな血糖コントロールを継続することも重要である.

Case 2 70歳代男性でC型肝硬変を合併した症例（図14-3）

　糖尿病の発症は67歳，身長161cm，体重61kg，70歳代はじめの時に当院を紹介された．年齢的にインターフェロンの適応はなく，強力ネオミノファーゲンC®（SNMC）の静脈注射を依頼された．すでにグリベンクラミド5mg，ボグリボース0.9mgの処方がされており，診察では末梢神経障害がみられた．HbA1cは9～10%と不良で，ボグリボースをミグリトールに変更しても改善はみられなかった．インスリンの自己注射は拒否したが，週3回受診する時にこちらでインスリンを注射することに同意した．

　HbA1c，食後血糖ともに高値であるため，グラルギンを10単位から併用した．14単位まで増量したところで，HbA1cが7%台半ばまで改善した．

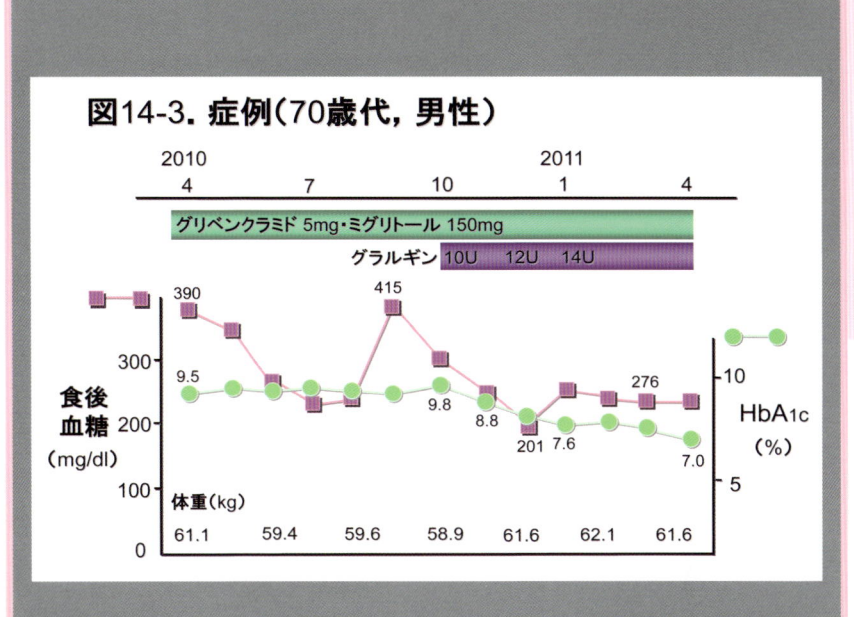

I 持効型インスリンを実際に使用する

図14-3. 症例（70歳代，男性）

70歳代　男性．週3日の通院時に持効型インスリンorグラルギンの皮下注を行い，改善の認められた症例．

Point

全ての症例で，グラルギンの隔日投与が有効であるとは限らない．しかし本例のように，現状の血糖コントロールを改善させるという目的は達成できる可能性がある．インスリンの自己注射に同意しない症例では，一度は試してみる価値のある治療法であると考える．

15. BOTの実際

診療 *Basic*

経口血糖降下薬では血糖コントロールが不良な場合，高血糖状態を放置せず積極的にBOTを活用すべきである．

Ⅰ 持効型インスリンを実際に使用する

Case

　当院で経口血糖降下薬による治療に，グラルギンを追加した8例の経過を紹介してみよう**(図15)**．平均年齢64歳で男性が6例を占め，罹病期間は平均約10年，また平均BMIは22.5kg/m2とやせ気味であった．経口血糖降下薬として，8例中7例にSU薬が使用されている．SU薬以外の内服薬は全て変更せず，グラルギンを4〜10単位で開始した．平均の開始用量は6.8単位であった．次章で示す1例**(図16)**のみ，SU薬の種類と用量を変更しているが，それ以外はSU薬もそのまま継続している．

　グラルギン併用前の平均HbA1cは10.5%であったが，3か月後に9.6%と開始前より有意に低下した．6か月後に8.4%まで改善し($p<0.01$)，以後12か月まで効果が持続した(8.6%, $p<0.01$)．3か月後および6か月後と12か月後のHbA1cの間にも，有意な改善傾向を認めた（$p<0.05$）．グラルギンの投与量は経過とともに増加し，1年後の平均投与量は10.0単位(4〜14単位）となった．

図15. グラルギン追加と血糖コントロールの推移

* p<0.05, ** p<0.01

平均年齢=64.1歳
平均罹病期間=9.8年
平均BMI=22.5kg/m²
前治療=SU薬7名

HbA1c (%)

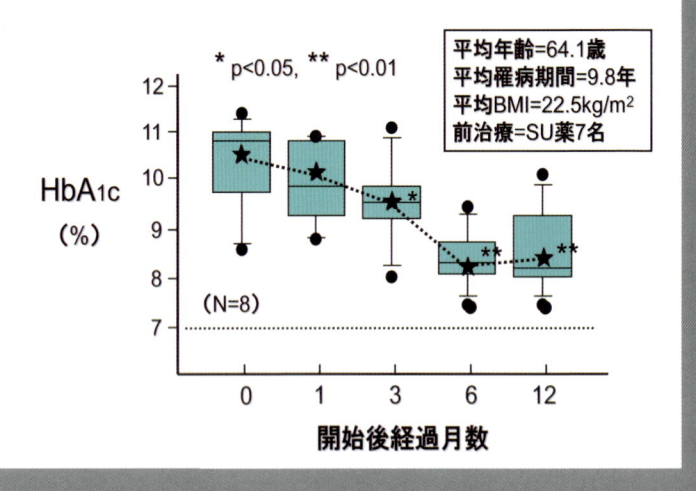

(N=8)

開始後経過月数

当院で経口血糖降下薬による治療に，グラルギンを追加した8例の経過．

Point

　最終的にはHbA1cが約2%低下したという成績であった．平均年齢がやや高め，罹病期間も長めであり，当初のコントロール状況を考えると，この数字が小さなものとは思えない．もちろんこの血糖レベルで良好なコントロールと言うことはできないとしても，不十分な状態を長期間放置するよりは，一度試してみる価値のある治療法ということができる．

I 持効型インスリンを実際に使用する

■実際の使い方

　経口血糖降下薬を変更せず，少量のグラルギン（またはデテミル）を追加すれば，コントロールが悪化することはない．通常4〜6単位を開始用量に設定することで，低血糖の起きる可能性を減らすことができる．尿ケトンが陽性であれば，専門医への紹介を考慮すべきである．開始後は血糖値の下がり方をみながら，1〜2単位ずつ投与量を増やすのでよい．

　後ほど詳述するが，インスリン治療は経口血糖降下薬の時よりも患者負担が増加する．自己血糖測定（SMBG）はさらに負担を増すことになる．インスリン治療イコールSMBGと考える必要はなく，持効型を少量から併用する場合には，著者はSMBGの必要がないと考える．むしろ注射手技を確実なものにすることが優先されるべきである．前項の14で示した3例全てではＳＭＢＧを行なっておらず，15で示した8例の中に1例のみ行なっている．

113

■持効型インスリンの出現

　持効型インスリンの出現は，われわれの糖尿病治療戦略に大きな変革をもたらした．中間型が最も作用時間の長いインスリンであった時代にも，経口血糖降下薬を変更せず就寝前に1回注射を追加することで，翌朝の血糖値を改善させることは可能であった（Bedtimeインスリン療法）．しかし中間型には血糖降下作用のピークが明確に存在するため，増量に伴い深夜に低血糖を生じることとなり，この治療法の限界となっていた．

　インスリン作用がほぼ24時間持続することで，投与量を増やすことが容易となり，注射のタイミングも就寝前に限定されることがない．低血糖が起こりにくく，注射回数が1回であるということから，インスリン治療への同意を得る確率がこれまでより明らかに上昇した．

■ BOT（Basal supported oral therapy）

　従来行ってきた経口血糖降下薬による治療を，持効型インスリンの追加によって強化する方法をBOT（Basal supported oral therapy）と呼称している．

　後藤ら**（文献15-1）**は経口血糖降下薬でコントロール不十分な2型糖尿病27例に対し，グラルギンを朝食前または就寝前に追加するBOTの成績を発表している．グラルギンの開始用量は4〜8単位で，観察期間は18か月であった．投与前の平均HbA1cは9.7％，6か月後に7.6％と有意に低下し，18か月後も7.7％と同じレベルを維持していた．著者のデータ**（図16）**と同じように，HbA1cで約2％の改善という結果であった．

I　持効型インスリンを実際に使用する

　ここで開始 6 か月後に HbA1c が 7.0% 以下に達した 11 例を改善群，達しなかった 16 例を非改善群として比較を行った．改善群の HbA1c は投与前 9.3%，6 か月後 6.7%，18 か月後 6.9% と有意に改善していた．一方非改善群においても投与前 10.0% から，6 か月後，18 か月後ともに 8.3% と有意に改善していた．グラルギンの投与量について検討すると，改善群では 6 か月後 8.2 単位，18 か月後 9.4 単位とほぼ変化はなかった．しかし非改善群では 9.3 単位から 14.3 単位へと有意に増加していた．両群とも 18 か月後に，治療前より有意に体重が増加していた．

　なぜ治療成績が改善群と非改善群に分かれたのだろうか？二つの群の間で背景因子に大きな差はなかったが，治療開始時の HbA1c が非改善群で高い傾向を認めていた．自験例と合わせて考えると，BOT の効果は HbA1c で 2% 程度ということになる．仮に 7% 以下を目標とするなら，10% を超えない段階で BOT を導入すべきであろう．また非改善群でグラルギン投与量が増えていたのは，改善がみられないので増量した結果と考えられる．HbA1c が高いほど，糖毒性も強くなることがその理由の一つであろう．

■ BOTの効果が出にくい症例の特徴

著者はBOTの効果が出にくい症例の特徴を次のように考えている．①治療開始時のHbA1cが高い，②糖尿病の罹病期間が長い，③体型がやせ型である（内因性インスリン分泌が不良である），④最大量のSU薬を長期にわたって内服している，⑤食事指導の受け入れが不良である．このようなケースで十分な改善が得られない場合，次章の症例のように2回注射に変更する等の対応が必要となる．

Updates

これまでBOTで効果が不十分な時，二相性あるいは混合型インスリンの2回注射を考慮することが一般的であった．著者は2回注射に変更する場合も，経口血糖降下薬はそのまま継続することが多い．しかし2回注射には，BOTにはなかった困難な点がいくつか存在する．

一つは総投与量を決めることは難しくないが，2分割する目安が存在しないことである．教科書的には朝夕の割合を2対1あるいは3対2で開始することを薦めている．著者のところで2回注射を行っている症例でも，確かに2対1と3対2を合わせて6割を占めていたが，1対1の症例も3分の1以上存在した．従って2分割する場合には，朝昼夕の食事量も考慮した上で，試行錯誤が必要になる可能性が高いと言わざるを得ない．

次に2回注射の場合には超速効型あるいは速効型成分が加わるために，低血糖を起こす確率が高くなることである．そのためにどうしてもSMBGを導入することを考えなければならない．BOTで利点として挙げた"低血糖が少なく，SMBGを必要としない"という特徴が，2回注射で失われてしまうことは問題である．

Ⅰ 持効型インスリンを実際に使用する

　最近ではBOTの効果が不十分な場合に，超速効型インスリンを1回追加する方法が行われることがある**(Diabetes Obes Metab 10：1178，2008)**．この方法によりさらに0.3〜0.4%程度，HbA1cを改善させることが可能であった．超速効型インスリンの追加を少量とすることで，低血糖の頻度を減らすことができる．あと少しHbA1cを改善させたい時には，選択肢としての可能性があると思われる．

　最後に現時点での適応はないが，将来有望な治療法を一つ紹介しておこう**(文献15-2)**．BOTで血糖コントロールが十分でない時，GLP-1アナログexenatideを1日2回追加で皮下注するというものである．Exenatide追加群（112例）ではHbA1cが1.74%低下した．BOT継続群（101例）ではグラルギンを増量して対応したが，HbA1cは1.04%の改善にとどまった．体重はexenatide追加群で1.8kg減少したのに対し，BOT継続群では1.0kg増加した．

　30週の治療期間で，exenatide追加群は13例，BOT継続群は1例が副作用のため試験を中止している．Exenatide追加群では嘔気，下痢，嘔吐，頭痛，便秘といった副作用が高率であった．30週後のSMBGの結果では，全ての食後血糖がexenatide追加群で低下していた．GLP-1アナログについても，DPP4阻害薬と同様に長期の安全性についての検証が必要である．しかし低血糖，体重を増やさず，HbA1cを下げるという点には注目してよいと考えられる．

診療 *Advice*

> BOTには一定の効果が認められるが，全てを解決する治療法ではない．

16. BOTの守備範囲

診療 *Basic*

　BOTから，二相性インスリンの2回注射に切り替えて効果の得られた症例を呈示しよう．

I 持効型インスリンを実際に使用する

　BOTを行っても目標の血糖値に達しない場合，次の一手を考える必要があることは前述した．ここではBOTから，二相性インスリンの2回注射に切り替えて効果の得られた症例を呈示しよう．最近ではこのような治療を，MOT（Mixed supported oral therapy）と称することもあるようだ．著者はこのMは頻回注射のMultipleと解釈してもよいと考えている．

Case （70歳代，男性）

現病歴：60歳代より高血圧およびSU薬による糖尿病の治療を受けていた．血糖コントロールが不良のためSU薬の増量が行われたが，改善がみられないため70歳代前半の時に当院を紹介された．グリベンクラミド10mgが投与された状態で，HbA1cは10.9%と高値であった．グリベンクラミドを中止，グリメピリド3mgに減量し，グラルギン10単位の併用を開始した．グラルギンを14単位まで増量し，ボグリボース0.6mgを追加することにより，HbA1cを8%前後にまで改善させることができた．しかし年末〜年始に食事療法の乱れからコントロールが悪化し，ボグリボースをミグリトール150mgに変更して対応したが，HbA1cを7%台前半に維持することは困難であった．

家族歴，既往歴：特になし

身体所見（初診時）：身長174cm，体重78kg，血圧148/84mmHg，胸腹部・四肢に著変なし，膝反射は検出不可，両足背動脈の触知良好

検査所見：初診時に尿中アルブミンは60mg/g・Creと軽度増加していたが，眼底所見は正常であった．

臨床経過（図16）

I 持効型インスリンを実際に使用する

図16. 症例（70歳代，男性）

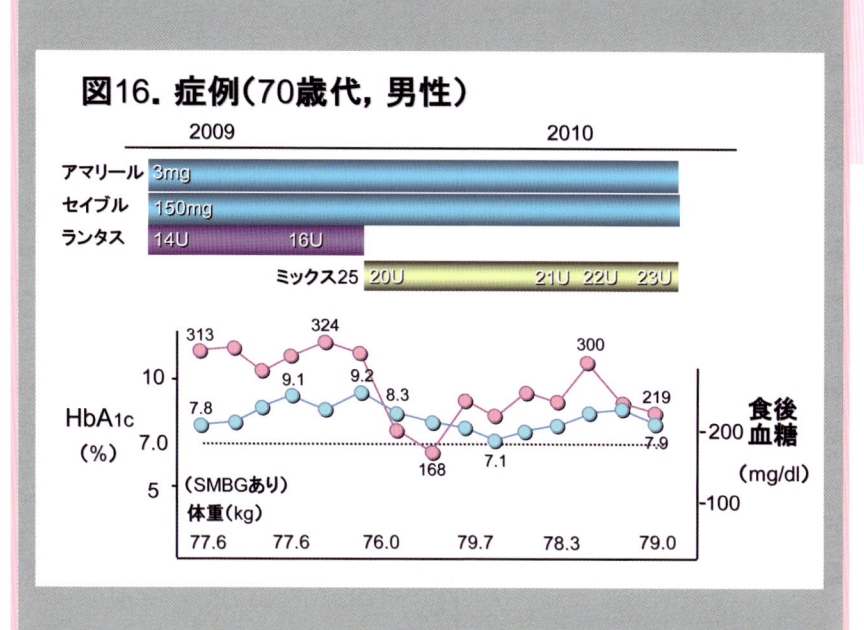

	2009	2010
アマリール	3mg	
セイブル	150mg	
ランタス	14U　　16U	
ミックス25	20U	21U　22U　23U

HbA1c（%）／食後血糖（mg/dl）
- 313, 324, 9.1, 9.2, 8.3, 300, 219
- 7.8, 168, 7.1, 7.9
- （SMBGあり）
- 体重（kg）：77.6　77.6　76.0　79.7　78.3　79.0

BOTから，二相性インスリンの2回注射に切り替えて効果の得られた症例

Point

　グラルギンを16単位まで増量したが，食後血糖値300mg/dL以上，HbA1cは9％以上に悪化した．そこでヒューマログミックス25を20単位（朝，夕）から開始した．20単位とした根拠であるが，ヒューマログミックス25の中間型成分が15単位となるので，グラルギン16単位とほぼ同等と考え，残りの5単位の超速効型成分で食後高血糖の改善を期待した．その結果食後の血糖値も200以下となり，HbA1cは7.1％まで改善した．

　それでも年末から年始にかけて食生活の乱れ，運動不足があり，再度の悪化を認めたため，総量を23単位（朝，夕）に増量して対応した．管理栄養士による食事指導を繰り返し，運動量を増やすことにより，現時点でもHbA1cは7％代前半を維持し，体重は80kg前後で推移している．

診療 *Advice*

　本例は根本に薬物療法以外，特に食事療法の不徹底があり，BOTでの血糖コントロールが困難となった．2回注射でも効果が不十分であれば，最近は超速効型を50％含有する製剤の3回注射が有効であるとされている．しかしながら全ての薬物療法に共通した注意点として，効果が不十分の時には一度基本に立ち返り，食生活，運動について改善の余地がないかをまずチェックすべきである．そこから再びコントロールが改善することは決して少なくない．

II インスリン療法の注意点

17. 注射手技の確認は繰り返し行う

17. 注射手技の確認は繰り返し行う

診療 *Basic*

当初効果を示していたインスリン治療が，時間の経過とともに効きが悪くなることがある．食事療法，運動療法の不徹底が原因となることが多いが，注射手技の確認（再指導）を行うことで悪化が防げることも少なくない．著者が特に重視している注意点は次の三つである．

Ⅱ　インスリン療法の注意点

■混合型（二相性）インスリンはよく混和する

　白濁したインスリン製剤は，よく混和して使用しなければならない．特に最近の二相性インスリンは，従来の混合型と比較すると均一になりにくい．一部の製剤は新しく冷蔵庫から取り出した時，室温に戻してからゆっくり混和するよう指示されている．この点については，BOTは混和の操作を必要としないので使いやすい治療法と言える．

■カートリッジ（シリンジ）内の空気を出す

　注射の手順書では，試し打ちあるいは空打ちと表現されている手技である．必ずしも毎回でなくともよいと思われるが，空気がたまると注入ボタンを押しても設定どおりにインスリンが入らない可能性が生じる．これは全てのインスリン製剤，デバイスについて注意すべき点である．

■注入後15秒以上たって針を抜く

　デバイスの違いに関わらず，注入ボタンは針を抜くまで押したままとする．針を抜くまでの時間は，取扱説明書では5～6秒程度と記載されている．しかし注射手技に慣れるにつれ，この時間は短くなることが多い．短くなるほど設定した量のインスリンが注入されないため，効果が不安定になる原因の一つとなる．著者はインスリン注射の指導を行なう際に，15秒以上あるいは長いほどよいと説明するようにしている．

　開始時の注射手技の指導内容が，慣れによってどのように変わっていくのか，実際の例を示してみよう**（図17）**．当院で速効型あるいは超速効型インスリンを使用している患者に，注射のタイミングについて調査を行なった結果である．開始時には速効型は食前15分から30分の間に，超速効型は食事の直前に注射するよう指導している．しかし速効型では15例中5例が食前15分以内に注射を行なっていた．超速効型の場合には，1例が15分以上前に注射していると回答した．この成績からわかるように，注射手技は時間の経過とともに変わっている可能性があり，繰り返しの指導が必要であることを改めて強調しておきたい．

Ⅱ インスリン療法の注意点

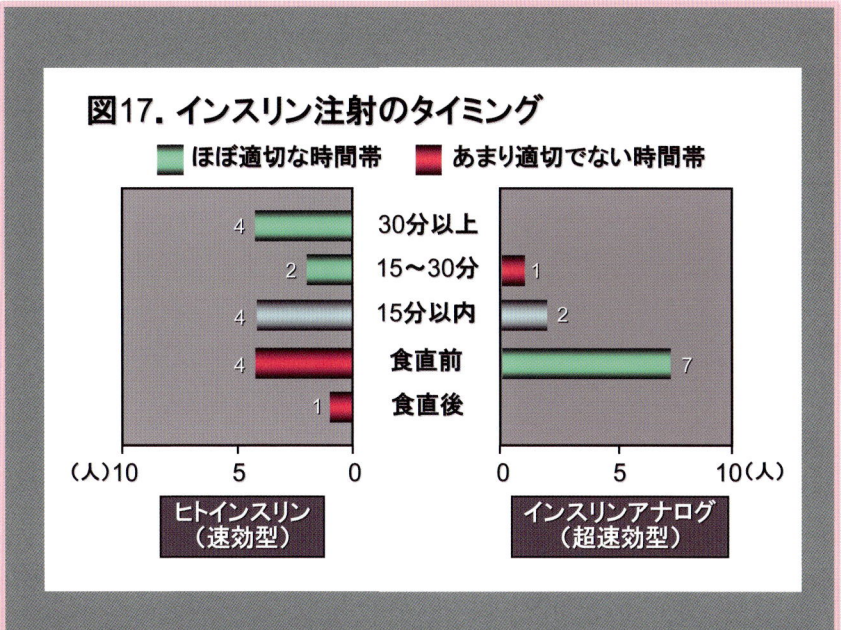

図17. インスリン注射のタイミング

■ ほぼ適切な時間帯　■ あまり適切でない時間帯

ヒトインスリン（速効型）
- 30分以上： 4
- 15〜30分： 2
- 15分以内： 4
- 食直前： 4
- 食直後： 1

インスリンアナログ（超速効型）
- 15〜30分： 1
- 15分以内： 2
- 食直前： 7

開始時の注射手技の指導内容が，慣れによってどのように変わっていくのか，実際の例を示す

　2種類のインスリンを治療に使用する場合，取り違えに最も注意しなければならない．一般的には速効型，超速効型よりは中間型，持効型の1回あたりの単位数が多い．短時間作用のインスリンを注射する場面で，長時間作用のインスリンを注射しても効果が悪くなるだけである．しかし逆の場合には，予期せぬ低血糖を招くことがある．その意味からも，BOTは優れた治療法であるということができる．

■コストの問題

　外来に糖尿病で月1回受診する場合のコストについて考えてみよう．経口血糖降下薬での特定疾患療養管理料（225点）に相当するものとして，インスリン治療では在宅自己注射指導管理料（820点）を算定することになる．注射針を院内で処方する場合は，さらに130点が加算される（2型糖尿病の場合）．自己負担が3割だと，これだけでも毎月2000円以上が余分にかかることになる．

　SMBGを行なう場合には，1日1回の測定で400点，2回で580点，3回で860点がさらに加算される（この点数は1か月に20回測定するものとして設定されている）．インスリン治療に移行するだけでも負担が増えるのに，血糖測定を加えるとその差はさらに大きなものとなる．インスリン注射にはSMBGが必須と思われがちであるが，必要な症例を選んで実施するものであることを改めて強調しておきたい．

Updates

またSMBGを実施する場合にも,少ない回数で効率よく血糖値の変動が把握できるように配慮をすべきである.具体的には測定のタイミングをずらす方法が優れている.例えば朝食前,昼食前,夕食前,就寝前というように毎日ずらしていくと,1日1回の測定であっても多くの情報を得ることができる.実際の例を記載した文献があるので参考にして欲しい**(糖尿病診療マスター9:152,2011)**.

診療 *Advice*

インスリン注射はこのようにコストがかかる治療であるので,指導内容をきちんと診療録に記載することが必要である.著者は低血糖の有無,指示単位数の変更,SMBGを行なっている場合はその結果,注射手技の指導等の内容を必ず記載するように心がけている.

第3章
糖尿病薬物療法のリスクマネージメント

18. 糖尿病治療と運転免許

19. 治療薬の取り違えについて

18. 糖尿病治療と運転免許

診療 *Basic*

　低血糖が特に問題となるのは，自動車を運転中に起きた場合である．自らの生命だけでなく，他人を巻き込む事故に繋がることがあるからである．

■低血糖をなくすことはできない

　糖尿病薬物療法に低血糖はつきものである．もちろん良好な血糖コントロールを目指しながら，できるだけ低血糖を避けるよう薬剤を使用している．しかしどのような薬物であれ，低血糖を起こす可能性がゼロではない．それならば最大限低血糖のリスクを減らす対策が必要となる．

　低血糖が特に問題となるのは，自動車を運転中に起きた場合である．自らの生命だけでなく，他人を巻き込む事故に繋がることがあるからである．その一例としてある新聞記事を引用してみよう．

Updates

　「低血糖で意識なくした，64歳運転中，3人重軽傷」午前11時5分頃，横浜市で乗用車が歩道に乗り上げ，女性2人をはねて軽傷を負わせ走り去った．乗用車は約5分後，1.5km離れた交差点で，信号待ちをしていたミニバイクに追突し，民家の塀にぶつかり停止した．ミニバイクの男性は全身を強く打ち重傷．乗用車を運転していた男性は，救急隊員に「低血糖で意識がなくなった」と話している．**（2008.9.9，産経ニュース）**

　この事故は幸いに生命に別状はなかったようである．しかし低血糖で倒れることなく，無意識のうちに事故を繰り返す事例が実際に存在することをまず知って欲しい．このような症例は，無自覚性低血糖を生じているものと推察される．すなわち自律神経系の低血糖症状を経過することなく，中枢神経系の症状，すなわち意識障害に至ってしまう状態である．

■交通事故の頻度

　林らは17施設の糖尿病専門外来に通院する1007名にアンケート調査を行なっている**（糖尿病49：180，2006）**．低血糖の経験があると答えたのは450名であり，その詳細についてさらに質問を行なった．回答のあった446名中93名が，運転中に低血糖の経験があると答えている．93名中21名が，低血糖でヒヤリあるいはハッとしたと回答しており，93名中5名は実際に交通事故を起こしている．この21名あるいは5名は全てインスリン治療を行なっていた．

　この報告は，糖尿病専門外来における検討であり，当然インスリン治療を行なっている割合が高いであろう．また罹病期間が長く，合併症を有している患者が多いであろうことも想像がつく．一方専門外来には糖尿病療養指導士（CDE）が在籍していると思われるので，低血糖についてもある程度説明が行なわれているはずである．それでも数パーセントの患者は交通事故を起こしそうになり，あるいは実際に起こしてしまっているのである．

■道路交通法と糖尿病治療

図18は現行の道路交通法による,運転免許更新の考え方を示したものである.意識消失等の前兆の自覚が可能(A),または血糖の自己コントロールが可能(B)であれば免許を更新できる.それ以外は保留となり,6か月以内にAまたはBになれない場合,免許は取り消しとなる.

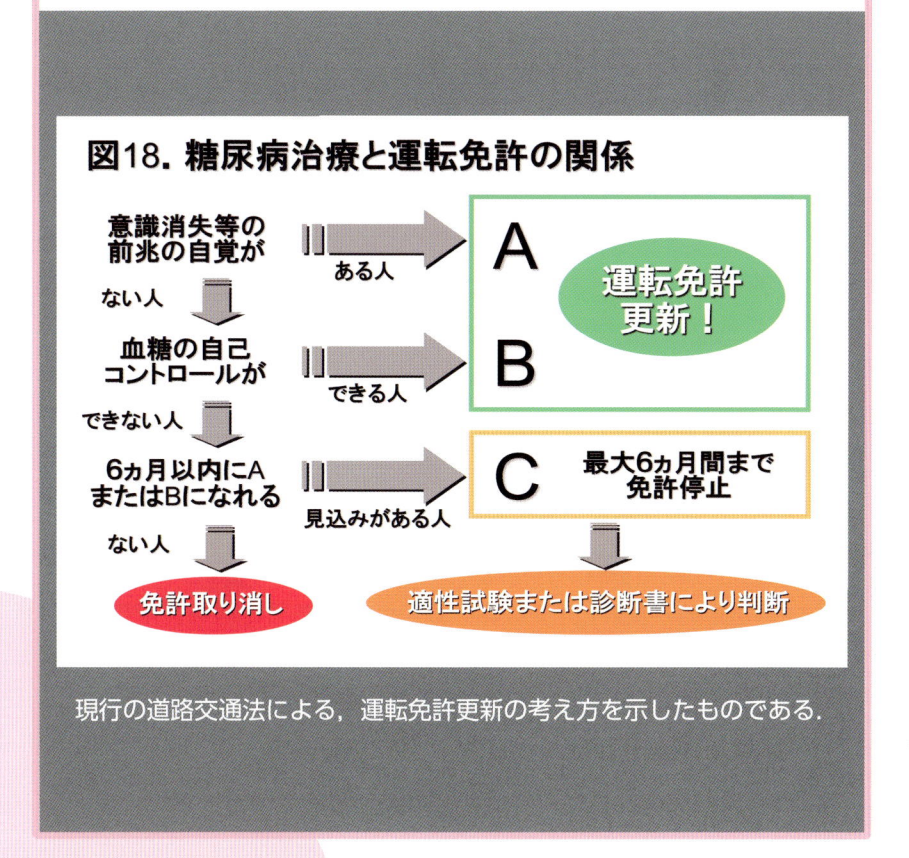

図18. 糖尿病治療と運転免許の関係

- 意識消失等の前兆の自覚が ある人 → A
- ない人 ↓
- 血糖の自己コントロールが できる人 → B
- A・B → 運転免許更新！
- できない人 ↓
- 6ヵ月以内にAまたはBになれる 見込みがある人 → C 最大6ヵ月間まで免許停止
- ない人 ↓ 免許取り消し
- C → 適性試験または診断書により判断

現行の道路交通法による,運転免許更新の考え方を示したものである.

診療 *Advice*

　この図に基づいて，交通事故を防ぐための対策について考えてみよう．

(1) 運転時にはブドウ糖を携行する

　低血糖の自覚症状が出現したら，早めに対処することが大切である．もちろん対処が可能であるのは，自律神経系が傷害されていないことが前提となる．血糖値が70mg/dLを下回り，手指振戦，動悸，冷汗等の症状が自覚できるということである．著者はブドウ糖のタブレットを推奨するが，手許にない場合は缶ジュースでも構わない．

(2) 血糖値を測定する

　自律神経が障害されている場合は，自覚症状に頼ることができない．この場合は運転前の血糖測定が必要となる．測定の時間がない，機器が手許にない時は，糖分を摂取してから運転を開始することもやむを得ない．

(3) 自律神経障害を把握しておく

　本書では糖尿病の治療を中心に述べ，診察や検査については多くを触れていない．もちろん初診の患者に対しては，最低限の神経学的検査を行なう必要がある．すなわち膝反射，アキレス反射，振動覚等の検査のことである．自覚症状およびこれらの検査によって末梢神経障害と診断した場合，自律神経も障害されている可能性があると考え，無自覚性低血糖に注意しながら治療を行なうべきである．心電図R-R間隔変動係数は，自律神経障害の存在を予測する，数少ない外来で可能な検査の一つである．

19. 治療薬の取り違えについて

診療 *Basic*

　われわれはどのような時に間違えやすいのかを知る必要がある．具体例をあげてその対策を示す．

■人はなぜ間違えるのか？

　ヒューマンエラーを完全に防ぐことはできない．したがってエラーが人命に関わるような分野では，重大な結果に繋がらないようさまざまな工夫が行なわれている．近年医療においても，リスクマネージメントの概念が積極的に取り入れられるようになった．まず対策を立てる前に，われわれはどのような時に間違えやすいのかを知る必要がある．

(1) 同じような名称は間違える

　グリメピリド（アマリール®）が発売された当初，先行してβ遮断薬のアロチノロール（アルマール®）が使用されていた．商品名が類似しているということで，両者の取り違えが頻発した．間違ってβ遮断薬を内服しても，被害はそれほど大きくないと思われる．しかし誤ってSU薬を内服した場合，重篤な低血糖を起こす可能性がある．

(2) 外見の似たものは間違える

　よく知られているのは，人工呼吸器の加温加湿器に蒸留水でなくエタノールが注入され，患者が死亡した事件である．蒸留水とエタノールの容器のラベルはもちろん異なっていたが，容器の外観は全くと言ってよいほど同じに見えたのが原因とされている．

糖尿病の領域では，かつてインスリン製剤に 40 単位 /mL の製剤と 100 単位 /mL の 2 種類の濃度があった．誤って高濃度を使ってしまうと，低血糖を起こすおそれがあった．現在では全て 100 単位 /mL に統一されたため，この種の間違いは起こらなくなった．しかし製剤の数が増えたため，外観からは区別しにくくなり，間違える可能性は決して低くないと思われる．

(3) 人間は思い込むもの

　一度こうだと思い込むと，残念ながらなかなか変えられないのが実情である．例えば医薬品ではないが，自己血糖測定用の穿刺器具で，針が複数回使用できるタイプの製品がある．実際に起こった事例では，針が自動的に新しくなっていると思い込み，40 名近い患者に同じ針を使って穿刺していた．

　またインスリン注入器の針だけを交換して，同じシリンジのインスリンを複数の患者に使用したという事例も報告されている．この二つの事例では，誰かが間違っていても，他のスタッフが早く誤りに気がつけば回避できた可能性があると思われる．その意味で，普段から遠慮なく間違いを指摘できる雰囲気作りを心がけることも大切である．

診療 *Advice*

■具体例とその対策を考える

(1) 保管場所を変更する

　糖尿病治療薬の中では，SU薬，BG薬及びインスリンが劇薬に指定されている．劇薬は薬事法48条の定めにより，他の薬品と別の場所に保管しなければならないことになっている．院内処方の場合には，保管場所を変更することで，SU薬と他の薬剤を取り違えない可能性が大きくなるであろう．電子カルテを使用している場合には，薬剤の先頭に（糖尿病）等の表示を加えるのが一つの方法であると思われる．

　アマリール®とアルマール®については，著者は使用頻度から後者を使用しないこととした．メーカー側の対応として，最近では多くの薬剤のシートに糖尿病薬という表示が行われている．しかし2008年にアマリール®と利尿薬のアルマトール®（スピロノラクトン）を取り違え，死亡に至った事例が報告されている（直接の因果関係は不明）．このように類似した名称の薬剤の組み合わせは多数あると思われるので，採用している薬品をリストアップし，適切に見直しを行なう必要がある．

(2) インスリン製剤について

　患者が使用するインスリンについては，2種類を使用することの危険性についてすでに述べた．注射の回数が増えても，1種類の製剤を使いたいが，前述のごとく単位数の分配が難しい．どうしても2種類を使う場合には，①カートリッジを使う場合には注入器の色を変える，②注入器にシールを貼る，等の対策を行なうべきである．特にディスポーザブル式の注入器は，一部分の色でしか区別できないので対応が求められる．

　また病棟ではインスリン製剤の取り違えが起こる可能性がある．例えばノボ社であればノボラピッド®とノボラピッド30ミックス®，イーライリリー社の場合であればヒューマログ®とヒューマログミックス25®で起こり得る．途中まで名称が同じであるため，最後まできちんと指示をしない，あるいは途中までしか聞いていないことによって起きることがある．規則があってのことではあるが，むしろ製剤名をノボラピッド®と30ミックスにしたほうが間違いは減るであろう．

Tips
これからの地域医療連携・小児2型糖尿病

Tips 2. 実地医家の期待・病院の苦手

Tips 3. 地域医療連携の実際

Tips 4. コストの違いとHbA1c

Tips 5. 小児2型糖尿病の実態調査

Tips 2. 実地医家の期待・病院の苦手

　著者が経験した症例を始めに呈示し，医療連携の基本について考えてみよう．

Case 医療連携の基本

　50歳代の患者で，SU薬での血糖コントロールが困難になってきた．網膜症の管理も含め，専門病院に入院を依頼したケースである．入院後SU薬を中止し，二相性インスリンの2回注射に変更され，各食前の血糖値も安定し退院となった．
　ところがその日に，インスリン注射をいつ行なえばよいかわからないと当院を受診した．入院中は食事時間も規則正しく，朝，夕の食直前に注射を行なっていたが，普段は昼に起床し夕方から深夜まで仕事をするため，食事の時間が昼の12時，夕方の5時，夜の1時頃になるというのである．インスリン注射を昼と深夜に変更し，単位数の調整を指示して帰宅させた．

Tips

Point

　ここまで極端な例は少ないとしても，これに似たケースはよく経験されると思う．同じ病院で入院から外来という場合には情報の共有が可能であり，退院後に適宜調整を行なえばよいであろう．しかし病院からかかりつけ医への連携では，退院後の患者の生活を念頭に置いて入院治療にあたらなければならない．そのためには病院に全てを任せるのではなく，われわれが日頃把握している情報を紹介状に記載しておくことを心がけたい．

　糖尿病は自覚症状に乏しい疾患である．しかし治療は長期にわたるため，外来で可能な限り頻回のフォローアップが必要となる．治療の基本方針は存在するが，画一的な指導が有効な場面が多いとは言えない．それぞれのライフスタイルに合わせた治療を考えることが大切である．
　しかしながら患者数の急激な増加に対し，糖尿病専門医の絶対数は不足している．事実多くの病院の糖尿病外来は飽和状態である．このことから，かかりつけ医における糖尿病診療が今後不可欠であることがわかる．その場合病診連携を十分に活用して診療を行なうことが重要であろう．かかりつけ医が専門病院に求めるもの，また病院の苦手とすることを知ることにより，今後の病診連携に必要な項目を明らかにしたい．

■かかりつけ医が連携先の病院に求めるもの

1）管理栄養士による食事指導
　食事指導の際には，医師の診察が同日に行われることが日数としてカウントする条件となっている（外来栄養食事指導料）．そのために時間がかかることのないよう配慮したい．

2）BOT以外のインスリン治療
　BOTではインスリン量の調節は難しくないが，2回以上の注射になると病院に依頼する可能性が高くなる．

3）合併症のチェックをまとめて実施する
　運動負荷心電図, 頭部MRI等は病院でなければ実施できない．

4）緊急時の入院
　連携医療機関専用の電話番号を知らせてあるとよい．

　これだけを述べると，糖尿病の病診連携はいかにも一方通行のように見える．

■病院の苦手とする部分で,連携によりメリットが生ずる項目

1) 頻回に外来でフォローする

　これを病院で実行することは非常に難しい.インスリンの導入時や,自己注射の難しい患者には,かかりつけ医での頻回なフォローが望ましい.

2) 診察の待ち時間を短くする

　最近は予約診療等により,以前より病院の待ち時間も短くなっている.しかし待つのが難しい患者には,かかりつけ医を紹介することを考えたい.

3) 1回あたりの診察時間を長くする

　これも(2)と同様な理由で病院では難しい課題である.がかかりつけ医での丁寧な説明を希望する患者は決して少なくないであろう.

4) 書類の作成を早くする

　介護保険主治医意見書等は,むしろかかりつけ医のほうが書くことが望ましい.

　こうしてみると,病診連携のあるべき姿がかなり浮き彫りになってくる.病診連携は決してかかりつけ医だけにメリットがあるのでなく,病院にも大きなプラスをもたらすことも理解してもらえると思う.

Tips 3. 地域医療連携の実際

　糖尿病地域医療連携の代表例として，「大垣病診連携研究」の成績**（文献 Tips-1）**を紹介してみよう．大垣市民病院では病診連携に先立ち地域の診療所と勉強会を行い，2001 年から専用の診療情報提供書を用いた病診連携を開始している．

　今回の対象は初診の患者で，外来での糖尿病教育が終了し，1 年以上治療を継続して一般医に紹介された HbA1c8％未満の 78 名（連携群）とした．高度の合併症を有する患者は除外し，食事あるいは経口血糖降下薬で治療中の糖尿病患者に限定した．平均年齢は 62 歳，罹病期間は 9.3 年で，紹介先の診療所は 37 施設にのぼった．同院で治療を継続した 64 例を病院群とし比較を行った．

　同院での診療は年 2 回とし，半年ごとに血糖コントロールと投薬内容を確認，年 1 回合併症に関する検査を行った．診療所への紹介から 6 か月後に，①病診連携システムに対する満足度，②病院と診療所の長所・短所に関してアンケート調査を行った．

HbA1cは開始時に連携群6.21％，病院群6.18％と明らかな差はなかった．連携群のHbA1cは徐々に上昇し，4年後には6.95％となったが，病院群では4年後に6.61％と，連携群より有意に低かった．経過中に両群とも，明らかな体重の変化はみられなかった．

アンケートの結果についてであるが，病診連携システムに対しては79％の患者が満足と回答していた．診療所と病院の診療内容については，病院のほうが患者の満足度が高かった．それぞれの長所，短所についてまとめたのが**表Tips 3-1**である．多くの患者が診療所の長所として，通院に便利であることを挙げていた．診療所の短所として，①HbA1cを毎月施行しない，結果がすぐに出ない，②コストがかかる，という2つの項目が多く挙げられていた．病院では混雑，時間がかかるが短所として，HbA1cの問題は診療所と逆に長所として挙げられていた．

表Tips 3-1. 逆紹介後の患者のコメント

	病院の診療(34名)	診療所の診療(53名)
長所	詳しい検査(8名) 安心感(7名) HbA1cが迅速(6名)	通院に便利(21名) 丁寧な診察(6名) 気軽に聞ける(6名)
短所	混雑(12名) 時間がかかる(7名) 融通が利かない(3名)	HbA1cの問題(16名) コストがかかる(12名) 指示・指導が不安(7名) 油断する(7名) 近所の目がある(2名)

（鈴木 厚ほか：糖尿病 50: 303-311, 2007）

逆紹介半年後に患者に対して行ったアンケート調査の結果をまとめたものである．

Tips 4. コストの違いと HbA1c

　アンケートの結果からは，診療所は病院よりも通院に便利であるが，HbA1cの測定や診療のコストが問題視されていた．それでは実際にどのくらいコストが異なるのか，200床以上の病院と診療所で検証してみよう．経口血糖降下薬を院外処方の患者で，月1回の通院の場合とし，血糖，HbA1cの実施料，判断料は共通であるので除いて考える．

　再診料と外来管理加算は200床以上の病院では算定できないが，診療所では69点と52点で計121点となる．外来診療料（70点）は病院のみ算定可能で，この中に検尿が含まれるので，診療所では検尿の26点を別に算定する．また特定疾患療養管理料（225点），特定疾患処方管理加算（28日以上65点）は，診療所のみで算定可能である．これらを合計すると，1か月あたりで診療所のほうが367点ほど病院より点数が高くなり，3割の自己負担で1か月に約1100円の違いとなる．

1100円が高いか安いか，一概に決めることは困難であるが，もう一つのHbA1cの問題を解消すれば，その差を埋めることができるのではないだろうか．すなわちHbA1cを定期的に測定し，その結果を迅速に伝えるためには，測定機器の導入について，一度は検討しなければならないであろう．

　HbA1cの測定値をリアルタイムに知ることができれば，より詳細に患者の状態を把握し，その場で精度の高い療養指導に結びつけることが可能となる．今後糖尿病患者がさらに増加すれば，インスリン治療を必要とする患者も病診連携の対象になるであろう．インスリン投与量を変更するためには，HbA1cの測定結果がどうしても必要である．仮に機器の導入に至らないとしても，翌日に電話やメール，郵便等で結果を知らせ，療養の注意点やインスリン指示量の変更を伝える努力は欠かすべきではない．

Tips 5. 小児2型糖尿病の実態調査

　近年わが国では小児期に発症する2型糖尿病の増加が報告されている．30歳以前に発症した糖尿病では，1型よりも2型において合併症の頻度が高いことが知られている．そこで広島大学第2内科関連27施設において，19歳未満発症2型糖尿病に関する実態調査を行った．調査は2003年と2004年の2回実施し，それぞれ20例，23例を集計した**（文献 Tips-2）**．

1. 2003年調査成績

　20例の対象者のうち，16例に糖尿病の家族歴が陽性であった．発症時平均年齢は14.3歳，平均罹病期間は6.8年であった．発見の契機は，学校検診が14例と多数を占めた．妊娠中の1例を除く現在の平均BMIは28.0kg/m2と高値であった．合併症として単純網膜症1例，早期腎症3例を認めた．

　治療方法については食事療法のみ7例，経口血糖降下薬7例，インスリン5例，経口薬とインスリンの併用療法が1例であった．罹病期間を5年以下（N=11）と6年以上（N=9）の二群に分け治療方法を比較すると，6年以上では食事療法単独がなくなり，インスリン治療が多数を占めていた．また罹病期間5年以下では平均HbA1cが7.1%であったが，6年以上になると8.2%と上昇していた．

2. 2004 年調査成績

　前年調査した 5 例は追跡不能で，新たに 8 例が調査に加わった．発症時平均年齢，罹病期間，BMI は前年の調査とほぼ同様であった．合併症では単純網膜症 1 例，増殖網膜症 1 例，早期腎症 2 例が認められた．

　治療法ごとの血糖コントロール状況について検討した．食事療法単独群の HbA1c は 8.0％ であった．薬物療法は 16 例に行われており，経口血糖降下薬単剤使用群（N=3）の HbA1c が 6％ 台と最も低く，経口薬とインスリンの併用群（N=2）は 10％ 以上と最も高い値を示していた．

　次に各薬剤の使用状況をまとめた．単独の薬剤で治療しているのは SU 薬，BG 薬，α-GI が各 1 例であった．BG 薬を含む治療が 8 例と多数を占め，BG 薬と TZ 薬の組み合わせが 3 例と最も多かった．経口薬とインスリンの併用治療は 2 例，インスリン治療単独は 4 例あり，インスリン注射の回数は 3 回が 3 例，2 回が 3 例であった．

　今回の調査から，若年発症 2 型糖尿病においては，家族歴の有無が発症に影響している可能性が示唆された．対象者の平均 BMI は高値であり，いかに体重のコントロールが困難であるかを示している．著者らの予想以上に糖尿病合併症を持つ症例が

多く，1例はすでに増殖網膜症を有していた．治療中断があると，それだけ合併症が進行しやすくなると考えられる．特に進学や就職がきっかけになると思われるので，中断しないための工夫が診療上不可欠であろう．

　治療についてであるが，食事療法単独の割合は少なく，およそ3分の2は何らかの薬物療法を行っていた．肥満を伴った糖尿病では食事療法を中心に治療すべきであるが，若年者2型糖尿病では薬物療法を選択せざるを得ない状況が認められた．またBG薬を含む治療が多数を占めていたことは，できるだけ体重を増やしたくないという担当医の方針がうかがえる．しかしほとんどの経口血糖降下薬は，小児への使用について安全性が確認されていないことを念頭に置く必要がある．

　学校検診における尿検査は，家庭での早朝尿を一次検査とする場合が多い．当然のごとく，早朝尿では食後尿と比較し尿糖の検出率が低くなる．現行の尿検査は腎疾患の検出に一定の成果を挙げてきた．しかし若年発症2型糖尿病を早期発見するための方法として十分とは言えない．今後採尿のタイミングについて検討を行うべきであろう．

引用文献

＜引用文献＞

序文　食事療法・運動療法 Basic
序-1. Bravata DM et al（2007）. JAMA 298: 2296-2304
万歩計を単に携帯するよりも，具体的な目標を呈示したほうが歩数を増やすことが可能であることを示した文献である．

1. 専門施設における薬剤選択状況
1-1. Sone H et al（2006）. Intern Med 45：589-597
JDDM 研究の結果
1-2. UK Prospective Diabetes Study Group（1998）. Lancet 352：837-853
SU 薬やインスリンによって血糖コントロールを強化すると，細小血管障害を減らすことは可能であったが，大血管障害には一定の効果が認められなかったという UKPDS の成績．
1-3. Holman RR et al（2008）. N Engl J Med 359：1577-1589
UKPDS の終了後，同じ対象をさらに 10 年間フォローアップした成績

2. グリメピリド少量投与の効果
2-1. 浦風雅春ほか（2007）. 糖尿病 50：835-841
食事・運動療法のみで治療中の 2 型糖尿病患者 40 名に，グリメピリドを 1 日 0.5mg で投与開始した時の有効性と安全性について検討した報告である．

3. 急激な血糖コントロールを避ける
3-1. 澤口昭一ほか（2003）. 緑内障手術の適応と効果. 糖尿病網膜症 - 専門医によるベストアドバイス，山下英俊・川崎良編著，診断と治療社，東京，pp128-133
血管新生緑内障の原因について述べたものである．
3-2. 大久保雅通（2006）. 細小血管障害がそろった糖尿病患者への対応. 糖尿病外来診療ブラッシュアップ，吉岡成人編，診断と治療社，東京，pp40-46
治療後有痛性神経障害の症例を呈示している．

3-3. Suto C et al（2006）．Arch ophthalmol 124: 38-45
白内障の術前血糖コントロールと，術後の網膜症および黄斑症の進行の関係を検討した報告．

4．ビグアナイド（BG）薬は徐々に評価されてきた
4-1. UK Prospective Diabetes Study Group（1998）．Lancet 352：854-865
肥満した 2 型糖尿病患者では，メトホルミンで治療を行ったほうが，SU 薬等の治療と比較して全ての糖尿病に関連するイベント，全死亡，脳血管障害を有意に減らすことが報告されている．
4-2. 加来浩平ほか（2006）．糖尿病 49：325-331
メトホルミンの単独または他剤との併用療法の効果をみた文献である．特に単独療法については，臨床の場ではこれまでもよく使われてきたが，日本人で初めて公にその効果を明らかにしたと言える．
4-3. Masoudi FA（2005）．Circulation 111：583-590
退院時病名が心不全である 65 歳以上の糖尿病患者を抽出し，退院時の処方内容とその後の経過について調査した．
4-4. Eurich DT et al（2005）．Diabetes Care 28：2345-2351
心不全で入院し，新規に経口血糖降下薬を処方された 1833 例を平均 2.5 年フォローし，1 年後と観察終了時の死亡あるいは入院を比較した．

6．ピオグリタゾン市販後調査の結果から
6-1. Kawamori R et al（2007）．Diabetes Res Clin Pract 76：229-235
ピオグリタゾン市販後の安全性および血糖降下作用について，2 万例を超える調査成績をまとめたものである．

7．ピオグリタゾンの効果発現は遅い，7.5mg も選択肢に
7-1. 大久保雅通（2010）．広島医学 63：5-8
ピオグリタゾンの効果発現時間，および少量投与の意義について検討した成績である．
7-2. Yamasaki Y et al（2010）．J Atheroscler Thromb 17：1132-1140
日本人 2 型糖尿病におけるピオグリタゾンの頚動脈硬化に与える影響について検討した．

引用文献

8. 空腹時血糖とインスリン分泌
8-1．Ozaki K et al（2002）．Diabetes Res Clin Pract 55：159-164
日本人の特質とされるインスリン初期分泌の低下は，空腹時血糖値が正常範囲を超える前に既に始まっていることを示している．

10. グリニドの使い方
10-1．大久保雅通ほか（2002）．Prog Med 22：2183-2187
ナテグリニドを1年間使用した時の成績をまとめたものである．
10-2．Miwa S et al（2004）．Endocr J 51：393-398
グリクラジド20mgからナテグリニド270mgに切り替えた場合と，順番を逆にして切り替えた場合の血糖コントロールに及ぼす影響を比較した．

12. DPP4阻害薬の使い方
12-1．Whitmer RA et al（2009）．JAMA 301：1565-1572
高齢の2型糖尿病患者において，重症の低血糖の既往が認知症の発症に影響するかどうかを検討した成績である．

15. BOTの実際
15-1．後藤広昌ほか（2007）．糖尿病 50：591-597
経口血糖降下薬でコントロール不十分な2型糖尿病27例に対し，グラルギンを朝食前または就寝前に追加するBOTの成績
15-2．Buse JB et al（2011）．Ann Int Med 154：103
BOTで血糖コントロールが十分でない時，GLP-1アナログexenatideを1日2回追加で皮下注するというもの

Tips インスリン抵抗性の考え方・これからの地域医療連携
Tips-1．鈴木厚ほか（2007）．糖尿病 50：303-311
わが国における代表的な糖尿病病診連携の研究報告である．
Tips-2．大久保雅通ほか（2007）．プラクティス 24：222-225
広島地区の19歳未満発症2型糖尿病の背景，合併症，治療状況について集計を行った報告である．

Index

英文

BG薬の禁忌　38
──の副作用　41
BOT（Basal supported oral therapy）　114
DPP阻害薬の使い方　85
HOMA‐Rの計算例　59
JDDM研究　12
MORE研究　37
SU薬の効力の比較　23
──の処方の割合　13
UKPDS33　16
──34　17

い

インクレチン関連薬の種類と特徴　80
──の特徴　83
インスリン注射のタイミング　127

う

運動指導　6

か

かかりつけ医が連携先の病院に求めるもの　146
活動量計　8

き

逆紹介後の患者のコメント　149

く

空腹時血糖とインスリン分泌　64
──の上昇とインスリン分泌　67
グリニド系薬が著効する症例　75
──とSU薬の効力の比較　76
──の使い方　71
グリメピリド少量投与の効果　18
──の効果　27
──の有効性と安全性　26

け

経口血糖降下薬の併用の問題点　96
──の併用療法　100
検尿　24

こ

交通事故の頻度　134
──を防ぐための対策　136
コストの違いとHbA1c　150

し

持効型インスリン追加による効果　102
──の出現　114
シタグリプチンの臨床効果　87
実地医家の期待・病院の苦手　144
小児2型糖尿病の実態調査　152
食後高血糖改善とインスリン抵抗性　70
──と心血管イベントの抑制　68
食事記録　4
──指導　3, 5
初診時に実施すべき事項　29

ち

地域医療連携の実際　148
注射手技の確認　124

159

て	低血糖の有無と認知症発症の関係　92
と	糖尿病治療と運転免許　132 ――の関係　135
ひ	ピオグリタゾン追加後の HbA1c　52 ――の頸動脈硬化に与える影響　56 ――の効果発現　50 ――の使い方　47 人はなぜ間違えるのか？　138 病院の苦手　147
ま	万歩計の効用　7
め	メトホルミンの投与禁忌　43
も	問診時に聴取すべき内容　3
や	薬剤選択状況　12 薬剤名の一般名と商品名　19

「ジェネラリスト・マスターズ」シリーズ ⑥
糖尿病診療に自信がつく本―Basic and Update

2011 年 7 月 25 日　第 1 版第 1 刷
2012 年 12 月 25 日　第 1 版第 2 刷 ⓒ

著　　者　大久保　雅通
発 行 人　尾島　茂
発 行 所　株式会社　カイ書林
　　　　　〒 113-0021　東京都文京区本駒込 4 丁目 26-6
　　　　　電話　03-5685-5802　FAX　03-5685-5805
　　　　　E メール　generalist@kai-shorin.com
　　　　　HP アドレス　http://kai-shorin.com
　　　　　ISBN　978 － 4 － 904865 － 05 － 7　C3047
　　　　　定価は裏表紙に表示

印刷製本　三報社印刷株式会社
　　　　　ⓒ Masamichi Okubo

JCOPY ＜(社)出版者著作権管理機構　委託出版物＞
本書の無断複写は著作権法上での例外を除き禁じられています．複写される場合は，そのつど事前に，(社) 出版者著作権管理機構 (電話 03-3513-6969, FAX 03-3513-6979, e-mail: info@jcopy.or.jp) の許諾を得てください．

読者の日常診療に直ちに影響を与える本
ジェネラリスト・マスターズ

GMシリーズの特徴
■ 臨床医学の基本から最新のテーマまでを平易に解説!!
■ テーマに則して、「ジェネラリスト」の診療姿勢と核となる価値観を具体的に示す、気鋭の著者による実践的な手引書です

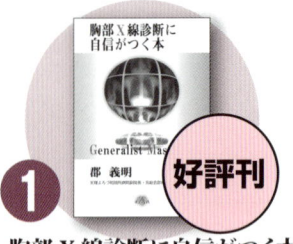

① 好評刊
胸部X線診断に自信がつく本
著：郡　義明
A5　201ページ
定価 2,940円（本体 2,800円＋税）

②
腎臓病診療に自信がつく本
著：小松　康宏
A5　304ページ
定価 3,780円（本体 3,600円＋税）

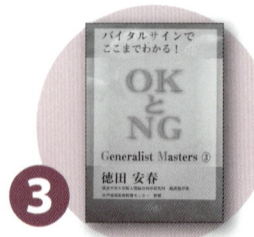

③
バイタルサインでここまでわかる
著：徳田　安春
A5　154ページ
定価 2,940円（本体 2,800円＋税）

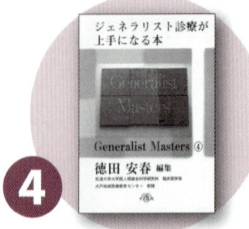

④
ジェネラリスト診療が上手になる本
編集：徳田　安春
A5　442ページ
定価 4,200円（本体 4,000円＋税）

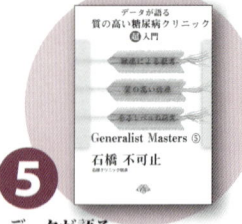

⑤
データが語る質の高い糖尿病クリニック超入門
著：石橋不可止
A5　164ページ
定価 2,940円（本体 2,800円＋税）

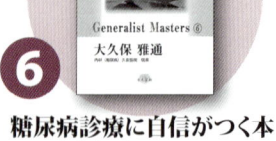

⑥
糖尿病診療に自信がつく本
著：大久保雅通
A5　160ページ
定価 2,940円（本体 2,800円＋税）

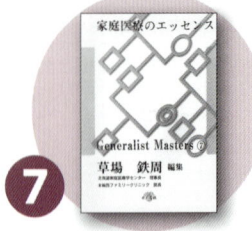

⑦
家庭医療のエッセンス
編集：草場　鉄周
A5　320ページ
定価 3,780円（本体 3,600円＋税）

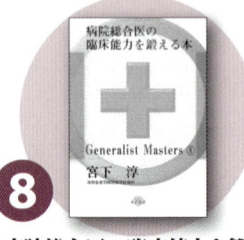

⑧
病院総合医の臨床能力を鍛える本
著：宮下　淳
A5　321ページ
定価 3,780円（本体 3,600円＋税）

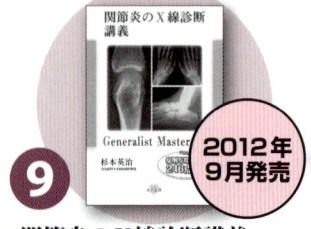

⑨ 2012年9月発売
関節炎のX線診断講義
著：杉本　英治
A5　272ページ
定価 3,780円（本体 3,600円＋税）

詳細はHPをご覧下さい　http://kai-shorin.co.jp/product/index.html

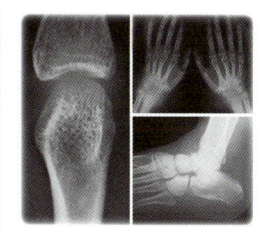

Generalist Masters 9
関節炎のX線診断講義

最新刊

著：杉本　英治 (自治医科大学放射線科教授)

- 定価　3,780 円（本体 3,600 円＋税 5%）
- 2012 年 9 月 28 日発売　A5　272 ページ
- X 線・CT 写真 246 枚
- ISBN978-4-904865-06-4

手順を踏んでトレーニングをすれば、すべての臨床医は同じレベルにすぐ到達する、という考えで書かれた関節炎のX線診断講義。

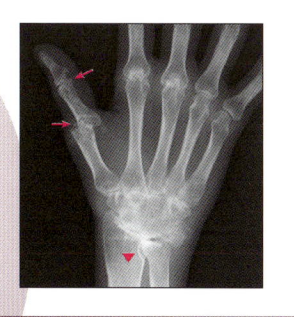

症例写真 246 点収録！

詳細はこちら！

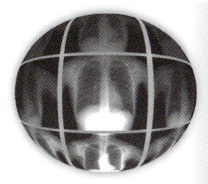

Generalist Masters 1
胸部 X 線診断に自信がつく本

好評刊

著：郡　義明 (天理よろづ相談所病院　副院長)

- 定価　2,940 円（本体 2,800 円＋税 5%）
- 2010 年 2 月 1 日発売　A5　201 ページ
- X 線・CT 写真 139 枚
- ISBN978-4-904865-00-2

大きく見やすい症例写真が豊富で大好評の一冊です。
① 139 枚の秘蔵の X 線・CT で胸部 X 線の考え方を解説します。
② 到達可能なゴールを設定し、学習目標を明確化しました。

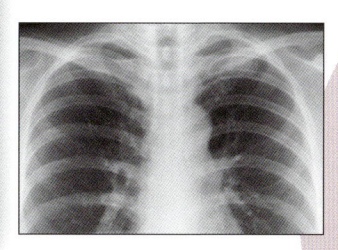

詳細はこちら！

株式会社カイ書林　〒113-0021　東京都文京区本駒込 4 丁目 26-6 上原ビル 1F
TEL：03-5685-5802　FAX：03-5685-5805
E-mail：generalist@kai-shorin.co.jp